Dr Deepak Prashar

Síntese, Caracterização e Avaliação do Hidrogel de Gt-cl-poli(AA).

Dr Deepak Prashar

Síntese, Caracterização e Avaliação do Hidrogel de Gt-cl-poli(AA).

Sistema Pulsátil Induzido por Estímulos

Imprint

Any brand names and product names mentioned in this book are subject to trademark, brand or patent protection and are trademarks or registered trademarks of their respective holders. The use of brand names, product names, common names, trade names, product descriptions etc. even without a particular marking in this work is in no way to be construed to mean that such names may be regarded as unrestricted in respect of trademark and brand protection legislation and could thus be used by anyone.

Cover image: www.ingimage.com

This book is a translation from the original published under ISBN 978-620-7-46326-8.

Publisher:
Sciencia Scripts
is a trademark of
Dodo Books Indian Ocean Ltd. and OmniScriptum S.R.L publishing group

120 High Road, East Finchley, London, N2 9ED, United Kingdom
Str. Armeneasca 28/1, office 1, Chisinau MD-2012, Republic of Moldova, Europe
Printed at: see last page
ISBN: 978-620-7-73212-8

Índice

Capítulo 1
INTRODUÇÃO

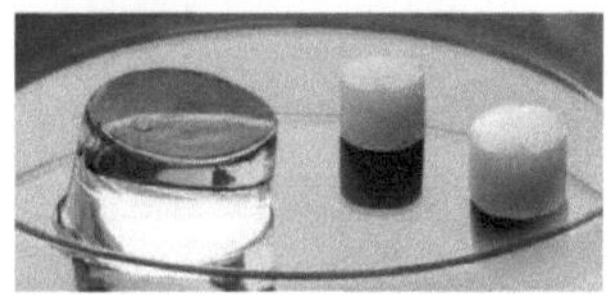

INTRODUÇÃO

Os recursos que merecem atenção nesta introdução são principalmente os hidrogéis, que são redes de polímeros expansivamente engordurados com água. Os hidrogéis hidrofílicos que são tipicamente mencionados como material de hidrogel são sistemas de redes de cadeias de polímeros que são ocasionalmente instituídos como sistemas de gel coloidal em que a água actua como meio de dispersão (Ahmed, Aggor, Awad, & El-Aref, 2013). Os cientistas definiram bem os hidrogéis de diversas maneiras. A mais normal de todas é que o hidrogel é um sistema de polímeros, ligado à água e reticulado, formado pela interação suave de monómeros. Uma descrição adicional é que se trata de uma substância polimérica que apresenta a capacidade de inchar e reter uma porção substancial de água dentro da sua estrutura, mas que não derrete nem se dissolve na água. Os hidrogéis têm sido objeto de grande atenção nas últimas décadas, devido ao seu excelente potencial numa vasta gama de aplicações (Brannon-Peppas & Harland, 2012; Buchholz & Graham, 1998; Li et al., 2013). Têm também um nível de elasticidade muito comparável ao dos tecidos naturais devido ao seu elevado teor de água. A capacidade dos hidrogéis para absorver água resulta dos grupos funcionais hidrofílicos envolvidos na espinha dorsal polimérica, enquanto a sua resistência à dissolução resulta da ligação cruzada entre as cadeias da rede. Numerosos recursos, tanto naturais como sintéticos, enquadram-se na descrição de hidrogéis. Ao longo das duas últimas décadas, os hidrogéis naturais foram progressivamente substituídos por hidrogéis sintéticos, que têm uma vida útil alargada, enormes dimensões de absorção de água e uma força de gel robusta. Felizmente, os polímeros sintéticos têm normalmente estruturas bem definidas que podem ser alteradas para produzir uma degradabilidade e funcionalidade melhoradas e ajustáveis. Os hidrogéis podem ser fabricados a partir de componentes puramente sintéticos. Além disso, são estáveis em ambientes de variações de temperatura estridentes

e robustas (Burkert et al., 2007). Ultimamente, os hidrogéis têm sido demarcados como

sistemas de dois ou vários componentes que consistem numa rede tridimensional de

cadeias de polímeros e água que entram no espaço entre as macromoléculas. Dependendo

das propriedades do polímero (polímeros) utilizado, bem como da natureza e da

compactação das ligações da rede, essas estruturas em equilíbrio podem englobar

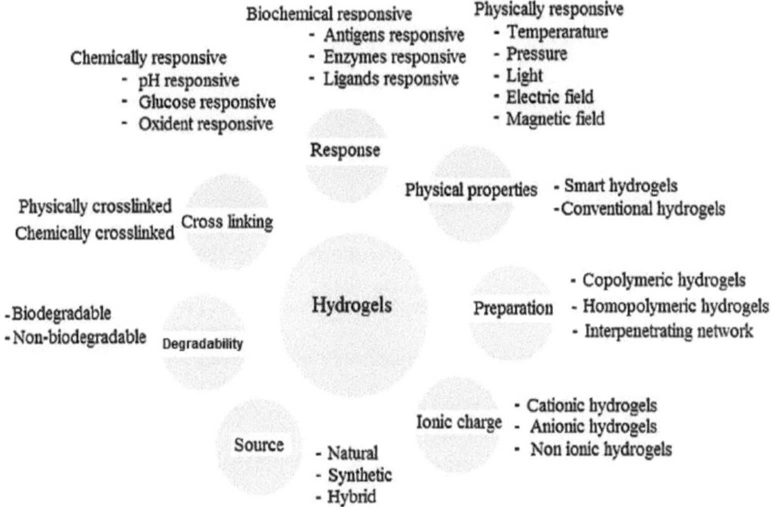

numerosas quantidades de água; caraterísticamente, no estado inchado, a porção de massa

de água num hidrogel é consideravelmente mais elevada do que a porção de massa do

material polimérico. No exercício, para atingir graus significativos de inchaço, é comum

utilizar polímeros sintéticos que são solúveis em água quando na forma não reticulada .

Figura 1.1. Classificação dos hidrogéis com base em diferentes funcionalidades (Ullah et al., 2015)

Os hidrogéis podem ser fabricados por vários métodos químicos tradicionais. Estas incluem métodos de uma etapa que correspondem à polimerização e à reticulação paralela de monómeros multifuncionais, além de técnicas de várias etapas que incluem a síntese de moléculas de polímero com grupos reactivos e a sua consequente reticulação, provavelmente também através da reação de polímeros com agentes de reticulação adequados. O tecnólogo em polímeros pode conceber e fabricar redes de polímeros com regulação à escala molecular sobre a estrutura, por exemplo, a compacidade das ligações cruzadas, e com propriedades personalizadas, por exemplo, biodegradação, resistência mecânica e resposta química e biológica a estímulos (Burkert et al., 2007).

Classificação e comparação com os absorventes tradicionais

Os constituintes dos hidrogéis tornaram-se um dos materiais mais prevalecentes na nossa vida quotidiana. Recentemente, a atenção dos investigadores tem-se concentrado em materiais poliméricos inteligentes, exclusivamente hidrogéis que incluem grupos funcionais e são capazes de alterar as suas dimensões ou outras propriedades em resposta a estímulos ambientais, como o pH, a temperatura e o campo elétrico, etc. (Lee & Chaing, 2004; Y. Zhao, Su, & Tianwei, 2005). Vários cientistas definiram bem os recursos dos hidrogéis com base em diversas características. Os hidrogéis também são definidos de forma diferente, uma classe de materiais poliméricos com a capacidade de incorporar uma quantidade significativa de água, oferecendo uma consistência suave, tipo borracha, e parâmetros de tensão interfacial baixos (Ali & Zaidi, 2005; Jovanovic & Adnadjevic, 2007). As propriedades de inchaço dos hidrogéis dependem principalmente do grau de reticulação, da configuração química das cadeias poliméricas e da interface entre a rede e os líquidos vizinhos (Ali & Zaidi, 2005). A hidrofilicidade ou a elevada retenção de água nos hidrogéis é atribuída à incidência de grupos hidrofílicos, como os ácidos carboxílicos, as amidas e os álcoois (Ali & Zaidi, 2005). A capacidade dos hidrogéis para absorver água resulta de grupos funcionais hidrofílicos próximos da base polimérica, enquanto a sua

6

resistência à dissolução resulta de ligações cruzadas entre as cadeias da rede.

Uma nova categoria de hidrogéis foi revelada e testemunhada em primeiro lugar pelo Departamento de Agricultura dos EUA, a que chamaram materiais de polímero superabsorvente (SAP). Estes são descritos como polímeros hidrofílicos frouxamente reticulados que podem inchar, absorver e reter um grande volume de água ou outros líquidos biológicos (Liang, Yuan, & Zhou, 2009; Zhang & Wang, 2007) e também o fluido absorvido é dificilmente removido sob alguma pressão. Por outras palavras, este tipo de materiais pode ser explicado como uma forma superior de hidrogéis com um potencial significativo para absorver água ou outro líquido e inchar 1000 vezes mais do que o seu peso seco. Este tipo de substância pode ser funcional em zonas onde é desejável uma absorção muito elevada. Na última década, os hidrogéis têm sido ocupados com cargas naturais e sintetizadas; o produto é então designado por compósito de hidrogéis. Os absorventes clássicos, como o algodão, o papel de seda, a espuma de poliuretano, etc., não conseguem absorver uma quantidade tão grande de água. Além disso, estes materiais absorventes clássicos e tradicionais perdem o máximo da água absorvida quando são espremidos com uma pressão muito pequena. Depois de incharem, estes materiais também perdem a sua resistência mecânica a um nível desordenado. Em contrapartida, um hidrogel pode reter o máximo da sua água absorvida, mesmo sob pressão, com integridade mecânica, devido à sua estrutura em forma de rede de ligações cruzadas. A reticulação de um hidrogel tem, por conseguinte, inúmeras implicações, uma vez que i) evita que um polímero extremamente hidrofílico se dissolva na água, ii) proporciona uma estrutura em rede do hidrogel que retém a maior parte da água absorvida, mesmo após compressão, e iii) a reticulação também confere estabilidade mecânica ao hidrogel.

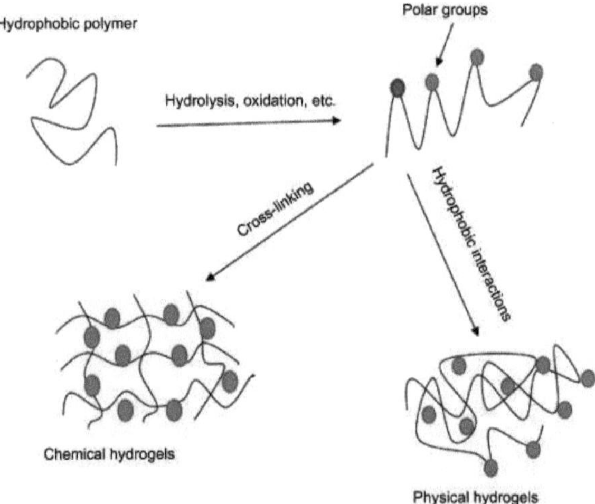

Figura 1.2. Hidrogéis físicos e químicos

Catalogação de produtos de hidrogel

De acordo com vários conceitos, os produtos de hidrogel podem ser classificados da seguinte forma:

Dependendo da fonte

Os hidrogéis podem ser classificados em dois grupos, consoante a sua origem, natural ou sintética (W. Zhao et al., 2013).

Dependendo da composição polimérica

A técnica de ligação à terra permite o desenvolvimento de algumas classes significativas de hidrogéis. Estes podem ser ilustrados pelo seguinte:

(a) Os hidrogéis homopoliméricos são designados por rede polimérica resultante de uma classe solitária de monómero, que é uma unidade estrutural rudimentar que engloba qualquer rede polimérica (Iizawa et al., 2007; Yang, Chu, & Fix, 2002). Os homopolímeros podem possuir uma estrutura esquelética de ligações cruzadas com base na natureza do monómero e no procedimento de polimerização.

(b) Os hidrogéis copoliméricos incluem dois ou mais tipos de monómeros diferentes com não menos de um elemento hidrofílico, organizados num arranjo arbitrário, em bloco ou irregular lateralmente n a cadeia da rede polimérica (Iizawa et al., 2007).

(c) O hidrogel polimérico interpenetrante multipolímero (IPN) é um tipo significativo de hidrogéis, que é composto por dois constituintes autónomos de polímeros sintéticos e/ou naturais reticulados, confinados num sistema de rede. No hidrogel semi-IPN, um constituinte é um polímero reticulado e o outro constituinte é um polímero não reticulado (Hacker & Nawaz, 2015; Maolin, Jun, Min, & Hongfei, 2000).

Consoante a configuração e a disposição

A catalogação dos hidrogéis depende da sua estrutura física e da sua conformação química, podendo ser classificados da seguinte forma

(a)   Amorfo (não cristalino).

(b)   Semicristalino: Uma mistura complexa de fases amorfas e cristalinas.

(c)   Cristalino.

Dependendo do tipo e da disposição das ligações cruzadas, os hidrogéis podem ser divididos em dois grupos com base na natureza química ou física das intersecções das ligações cruzadas. As redes reticuladas quimicamente têm interseções eternas, enquanto as redes físicas têm interseções temporárias que resultam de imbróglios da cadeia polimérica ou de trocas físicas, como interações iónicas, ligações de hidrogénio ou interações hidrofóbicas (Hacker & Nawaz, 2015).

Classificação com base na aparência física

Os hidrogéis podem ser apresentados como matriz, película ou microesfera, com base no método de polimerização, emaranhados no método de fabrico.

Classificação coerente com a carga eléctrica da rede

Os hidrogéis podem ser divididos em 4 grupos, dependendo da ocorrência ou não de carga eléctrica posicionada nas cadeias reticuladas:

(a)   Neutro ou não iónico

(b)   Iónicos, tais como catiónicos e aniónicos

(c)   Eletrólito anfolítico e anfotérico

(d)   Zwitteriónico

Abordagens e técnicas implementadas na produção de hidrogéis

Por descrição, os hidrogéis são definidos como redes de polímeros com propriedades hidrofílicas. Embora os hidrogéis sejam normalmente fabricados com base em monómeros hidrofílicos, os monómeros hidrofóbicos são ocasionalmente utilizados na produção de hidrogéis para regular as propriedades para aplicações específicas. Em geral, os hidrogéis podem ser fabricados a partir de polímeros sintéticos e naturais. Os polímeros sintéticos **são** hidrofóbicos e quimicamente mais resistentes do que os naturais.

A sua resistência mecânica indica uma taxa de dilapidação lenta, mas, em contrapartida, a resistência mecânica também proporciona a durabilidade. Estas duas propriedades contraditórias devem ser bem ajustadas através da otimização do design (Kimura & Tabata, 2007; Tabata, 2008, 2009). Da mesma forma, pode ser aplicado à produção de hidrogéis com base em polímeros naturais, desde que estes polímeros tenham grupos funcionais adequados ou tenham sido funcionalizados com grupos drasticamente polimerizáveis (Mahkam, Mohammadi, Siadat, & Ranaei-siadat, 2006). No sentido mais conciso possível, um hidrogel é apenas uma rede hidrofílica de polímeros reticulados de forma a produzir um conjunto adaptável. Por conseguinte, qualquer método que possa ser utilizado para modelar um polímero reticulado pode ser utilizado para produzir um hidrogel. A copolimerização ou as polimerizações de ligação cruzada com base em radicais livres são normalmente utilizadas para produzir hidrogéis, contrariando os monómeros que adoram água com agentes de ligação cruzada multifuncionais. Os polímeros lineares compostos por materiais solúveis em água, tanto de origem sintética como natural, são reticulados para produzir hidrogéis numa variedade de costumes:

1. Ligação de cadeias de polímeros por reação química.

2. Por meio de radiação ionizante para produzir radicais livres de cadeias-chave que podem recombinar-se como intersecções de ligações cruzadas.

3. Ligações físicas como a eletrostática, os emaranhados e a criação de cristalitos.

Qualquer um dos vários procedimentos de polimerização pode ser utilizado para produzir géis, incluindo polimerização em solução, em massa e em suspensão. Em geral, os três fragmentos fundamentais da preparação dos hidrogéis são o iniciador, o monómero e o reticulador. Para controlar o calor da polimerização e as propriedades finais dos hidrogéis, podem ser utilizados diluentes, incluindo soluções aquosas e água. Em seguida, a massa de hidrogel deve ser limpa para erradicar as impurezas produzidas no processo de fabrico. Estas impurezas podem incluir iniciadores, unidades de monómero que não reagiram, agentes de reticulação e produtos indesejados criados por reacções secundárias. O trabalho de base do hidrogel dependente do ácido acrílico, da acrilamida e dos seus sais através da técnica de polimerização em solução diluída e em suspensão inversa (Raju & Raju, 2001) foi examinado e relatado noutro local. Alguns relatórios foram realizados sobre monómeros acrílicos de solução extremamente densa para polimerização, que são carateristicamente patenteados (Takeda & Taniguchi, 1985). Um outro estudo (Chen & Zhao, 2000) moldou uma solução concentrada (43,6% em peso) de polimerização através de um superabsorvente de ácido acrílico e acrilato de sódio, utilizando persulfato de potássio como iniciador da reação térmica. Os hidrogéis são normalmente produzidos a partir de monómeros polares. De acordo com os seus recursos preliminares, podem ser divididos em hidrogéis de polímeros sintéticos e de polímeros naturais, e combinações das duas classes. Do ponto de vista do fabrico, podem ser organizados por polimerização por enxerto, polimerização por reticulação, formação de redes de polímero solúvel em água e reticulação por radiação, etc. Existem numerosos tipos de hidrogéis; normalmente, são copolímeros de ácido acrílico e acrilato com ligações cruzadas frívolas e polímeros de amido e ácido acrioenxertados, organizados por suspensão inversa, polimerização em emulsão e polimerização em solução. As diferentes abordagens de polimerização são designadas a seguir.

Polimerização a granel

É o método despretensioso que inclui apenas os monómeros, o reticulador e o iniciador solúvel em monómero. A reação de polimerização é iniciada com radiação, ultravioleta ou iniciador químico. A taxa de polimerização e o grau de polimerização são muito elevados devido à elevada concentração de monómero e, por conseguinte, para monitorizar o elevado calor de polimerização, a polimerização em massa ocorre sempre com pouca conversão. Os hidrogéis resultantes são muito firmes, uma vez que não é utilizado qualquer solvente. Devido à sua elevada pureza, são também transparentes e homogéneos. Os hidrogéis acrílicos de elevada pureza são produzidos por esta técnica.

Polimerização em suspensão

A polimerização em suspensão é uma das abordagens eficazes utilizadas para produzir hidrogéis esféricos ou micropartículas com uma variedade de tamanhos de 1 mm a 1 mm. Nesta técnica de polimerização em suspensão, a solução de monómero é dispersa no não-solvente, formando gotículas de monómero satisfatórias, que são aliviadas pela adição de estabilizador. A polimerização é iniciada por radicais provenientes da decomposição térmica de um iniciador. As micropartículas recém-formadas são então limpas para eliminar os monómeros que não reagiram, o agente de ligação cruzada e o iniciador. A forma das partículas formadas pode ser exagerada pela viscosidade do estágio do monómero, enquanto o tamanho das partículas pode ser medido pelo equilíbrio hidrofílico-lipofílico (HLB) de cada tipo de agente de suspensão (Kiatkamjornwong & Phunchareon, 1999). **Polimerização em solução**

Na técnica de polimerização em solução, os monómeros iónicos ou neutros são variados com o agente de reticulação multifuncional. A polimerização é iniciada por meios térmicos ou por irradiação UV ou por um esquema de iniciador redox. A ocorrência de solvente é a principal vantagem da polimerização em solução em relação à técnica de polimerização em massa para ajudar como dissipador de calor. Os hidrogéis sintetizados têm de ser limpos com água destilada para eliminar o agente de reticulação não reagido, os monómeros, os oligómeros, os polímeros solúveis e extraíveis, o iniciador e outras impurezas. Ocorre uma separação de fases e os hidrogéis heterogéneos são formados quando a quantidade de água durante a polimerização é superior ao teor de água de acordo com o equilíbrio de inchaço. Esta técnica tem sido aplicada para produzir uma variedade de hidrogéis nas últimas décadas (Bajpai & Giri, 2002).

Polimerização de enxerto

Trata-se de um tipo de copolimerização em que um monómero polimerizável é aceitável para polimerizar na ocorrência de um polímero de base que participa em alguns grupos funcionais que também podem responder a esse monómero polimerizante, por exemplo, enxerto de monómero de ácido acrílico no amido. O gel de ácido poliacrílico apresenta um inchaço generalizado e, consequentemente, uma resistência mecânica reduzida. Por conseguinte, pode ser enxertado no amido para aumentar a sua resistência mecânica.

Polimerização por radiação

A radiação ionizante de alta energia, incluindo feixes de electrões e raios gama, tem sido utilizada para iniciar a reação de polimerização para fazer os hidrogéis de compostos insaturados na natureza. A solução aquosa de polímero após a irradiação marca a criação de radicais no sistema de cadeias de polímero. Além disso, a radiólise das moléculas de água produz o desenvolvimento de radicais hidroxilo, que também atacam os sistemas de cadeias poliméricas, resultando na criação de macroradicais. A recombinação dos macro-radicais nas diversas cadeias leva à formação de ligações covalentes e à obtenção de um conjunto reticulado. Exemplos de polímeros reticulados por esta técnica são o poli (etilenoglicol), o poli (álcool vinílico) e o poli (ácido acrílico). A principal vantagem da iniciação por radiação em relação à iniciação química inclui o fabrico de produtos comparativamente puros sem iniciador (Luo, Zhang, Chen, & Fang, 2005; Tomic, Micic, Filipovic, & Suljovrujic, 2007).

Capítulo 2
LITERATURA REVISÃO

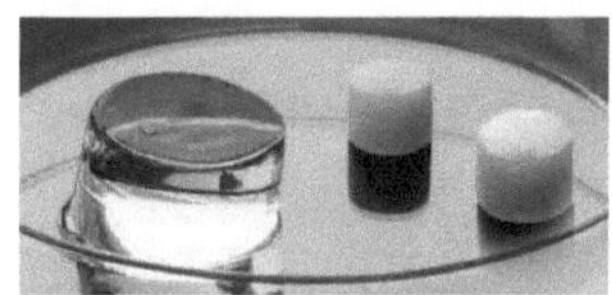

REVISÃO DA LITERATURA

Nas últimas décadas, foram publicados numerosos estudos para avaliar os materiais de hidrogel. Na maioria dos artigos publicados, foram abordadas a síntese, a caraterização e a aplicação de novos hidrogéis. Os hidrogéis sintéticos, semi-sintéticos e biopoliméricos também foram estudados de forma fugaz (Kulicke e Nottelmann, 1989). As propriedades funcionais dos hidrogéis agrícolas também foram amplamente estudadas (Kazanskii e Dubrovskii, 1992, Kalhapure et al., 2016, Karadağ et al., 2000). Um esboço de avaliação de resinas absorventes de água com base em copolímeros de enxerto de ácido acrílico e amido gelatinizado foi estudado e relatado (Athawale e Lele, 2001). Há um conjunto crescente de estudos que elaboram as utilizações de hidrogéis baseados em poli (ácido acrílico) reticulado, parcialmente neutralizado e copolímeros de enxerto de amido e ácido acrílico (Buchholz, 1994). Numa outra apreciação, foi designada e relatada a síntese de acrilato de ácido acrílico-co-sódio/potássio reticulado. As técnicas de polimerização em solução e em suspensão utilizadas para fabricar os superabsorventes de acrilato foram exploradas e comunicadas (Dayal et al., 1999). Numerosos documentos de revisão sobre hidrogel sugeriram uma justificação de todos os tipos de materiais de hidrogel com um olhar aplicado desde a estrutura até à utilização, com base na literatura existente e actualizada. O hidrogel tem muitas aplicações em vários domínios, incluindo aplicações industriais como a indústria farmacêutica, a agricultura, os têxteis e o tratamento de águas. Os hidrogéis são também utilizados em aplicações farmacêuticas, na libertação controlada, na purificação da água, no sistema de libertação de fármacos e em muitas outras.

Os hidrogéis são redes tridimensionais de polímeros reticulados que têm a capacidade de resistir às variações dos estímulos ambientais (pH, temperatura) e, consequentemente, incham ou encolhem. No estado inchado, existem como uma estrutura macia e borrachosa, semelhante ao tecido vivo, apresentando uma excelente biocompatibilidade. Devido à sua biocompatibilidade exclusiva, flexibilidade e propriedades físicas necessárias, os hidrogéis têm sido amplamente utilizados em diferentes áreas biomédicas. Os hidrogéis têm sido utilizados em cirurgia como suturas absorvíveis, em oftalmologia como lentes de contacto e na prática clínica para gerir e tratar doenças. O "hidrogel" foi descrito pela primeira vez por Lee, Kwon e Park num artigo publicado em 1894.

Tal como referido nas mais recentes enciclopédias farmacêuticas, ainda não foi identificada uma descrição específica do termo hidrogel. Regularmente, os hidrogéis são definidos como polímeros insolúveis em água que absorvem grandes quantidades de água (Swarbrick e Optometry, 2006). A capacidade de retenção de água dos hidrogéis deve-se principalmente à ocorrência de grupos hidrofílicos. A quantidade de água presente num hidrogel pode variar de 10% a 1000 vezes o peso do xerogel (Yıldız et al., 2002, Shinto et al., 2012). Um xerogel pode ser designado como uma rede polimérica sem água. A capacidade de retenção de água de um xerogel depende da quantidade de grupos hidrofílicos e da densidade de reticulação. Quanto maior for a quantidade de grupos hidrofílicos, maior será a capacidade de retenção de água. Os hidrogéis possuem um elevado grau de flexibilidade, semelhante ao tecido natural, devido ao seu elevado teor de água. Os hidrogéis possuem propriedades de transporte decentes e podem ser facilmente modificados de acordo com as necessidades. O desenvolvimento dos materiais de hidrogel sugeriu um aumento no desenvolvimento de matrizes poliméricas "inteligentes" com um vasto leque de funcionalidades que podem ser controladas por estímulos.

Devido às propriedades hidrofílicas e à significativa biocompatibilidade, os hidrogéis têm merecido uma atenção significativa por parte dos investigadores de biomateriais desde há vários anos (Kopeček e Yang, 2007, Xu e Kopeček, 2007). Existem esforços significativos e dominantes em termos de trabalho de investigação que confirmam a utilização de microcápsulas de alginato de cálcio para o encapsulamento de células (Hoffman, 2012, Lee et al., 2005).

Atividade antimicrobiana

O esquema de hidrogéis complexos de polielectrólitos de quitosano-γ-poli(ácido glutâmico) foi designado e relatado em 2010. Estes hidrogéis exibiram actividades antimicrobianas positivas contra *S. aureus* e *E. coli e,* ao mesmo tempo, confirmaram a sua eficiência na propagação de células de fibroblastos. Os hidrogéis foram também avaliados e demonstraram ser benéficos para as competências de cicatrização de feridas (Tsao et al., 2011).

Os actuais avanços no domínio da tecnologia dos polímeros levaram ao desenvolvimento de muitos hidrogéis sensíveis a estímulos, como os hidrogéis sensíveis ao pH e à temperatura. Além disso, foram desenvolvidos e utilizados muitos hidrogéis para a administração orientada de medicamentos e proteínas no cólon e de agentes quimioterapêuticos nos tumores.

Aplicações ambientais

A poluição está a tornar-se um grande problema nos dias de hoje, que se está a espalhar como um incêndio em todo o mundo. Vários governos e agências decidiram adotar políticas mais ecológicas e seguras para proteger o ambiente. A poluição da água é um dos principais problemas que aflige particularmente as zonas pobres da Ásia, África e América do Sul. Neste contexto, os hidrogéis podem ser utilizados de diferentes formas para tratar os recursos hídricos. A matriz de hidrogel pode ser utilizada como veículo ou como recetáculo para microrganismos capazes de purificação (Reynolds e Dmochowski, 2012). Os microrganismos são anteriormente utilizados para eliminar os poluentes dos corpos e recursos hídricos. Esta técnica consiste na posse de bactérias no interior do sistema de rede de hidrogel e, consequentemente, na defesa da cultura bacteriana. Os hidrogéis mais bem conseguidos foram os derivados de alginato ou ágar e carragenina (Moreno-Garrido, 2008). Os hidrogéis melhorados têm sido utilizados para a exclusão de poluentes das massas de água. As retenções electrostáticas, a quelação e a troca iónica são esclarecimentos prováveis para a adsorção de metais (Irani et al., 2015).

Aplicações agrícolas

Lopez-Sanchez et al., 2015 sugeriram que os hidrogéis de celulose são amplamente funcionais em numerosos domínios biotecnológicos e são também utilizados como modelos para as paredes celulares das plantas. Conceberam e prepararam modelos de hidrogéis celulósicos que incluem hemiceluloses, que actuam como biomiméticos das paredes celulares das plantas, de modo a avaliar o papel das hemiceluloses nas suas funcionalidades de transporte de massa e também examinaram as difusividades de uma sequência de moléculas de dextrano caracterizadas por fluorescência, proteínas de peso molecular diverso, bem como uma pectina metil esterase vegetal (PME), utilizando a recuperação de fluorescência após fotodegradação (FRAP). Os resultados apresentaram as consequências das hemiceluloses modelo nas propriedades de transporte de massa dos sistemas de celulose em ambientes extremamente hidratados, pertinentes para a compreensão do papel das hemiceluloses na penetrabilidade das paredes celulares das plantas e para apoiar a conceção de recursos baseados em plantas com ativos personalizados (Lopez-Sanchez et al., 2015).

Ali e Ahmed, 2018, indicaram a reivindicação crescente de materiais ecológicos para contrariar numerosas dificuldades, por exemplo, a economia, as questões ambientais, a biodegradabilidade, a biocompatibilidade, a sustentabilidade e expor novos fundamentos de investigação extremamente concentrados em produtos baseados na natureza. Os constituintes à base de polímeros palatáveis, na sua maioria contendo proteínas, lípidos e polissacáridos, podem ser um candidato a curto prazo para ultrapassar essas dificuldades. Os hidrogéis à base de polímeros comestíveis oferecem vários benefícios apreciados em comparação com os seus equivalentes sintéticos. Os polímeros comestíveis podem contribuir para a diminuição da poluição ambiental, proporcionar sustentabilidade, desenvolvimento da reciclabilidade e, assim, aumentar a sua pertinência juntamente com o fornecimento de produtos ecologicamente benignos. Esta avaliação é extremamente acentuada no sentido do avanço dos hidrogéis a partir de polímeros comestíveis, suas propriedades, classificação, alteração química e suas potenciais aplicações. A aplicação de hidrogéis de polímeros comestíveis abrange numerosas extensões, contando as aplicações agrícolas, a indústria alimentar, a administração de medicamentos à engenharia de tecidos na área biomédica e fornece mais produtos seguros e impressionantes nas áreas agrícola, farmacêutica e ambiental, etc. (Ali e Ahmed, 2018).

Yang et al., 2018 empregaram o pesticida revestido com hidrogéis superabsorventes (SHs) (14) C-carbendazim (H- (14) C-MBC) para investigar o destino do MBC em solos aeróbicos e avaliar o estado microbiano do solo durante a nutrição. Os resultados mostraram que, após o revestimento com SHs, a libertação de MBC foi significativamente aumentada em 34,2-54,1% em comparação com a do controlo (p<0,05), diminuindo a tenacidade do MBC no meio do solo. Aos 100d, a libertação de (14)C-CO(2) foi melhorada em 68,0% e 46,6% no solo argiloso neutro e no solo salino básico, correspondentemente, em relação ao controlo, resultando numa dilapidação e desintoxicação adicionais e abrangentes do MBC. Além disso, os resíduos ligados nos solos, que estavam associados a um possível risco ecológico e contaminação, foram reduzidos em 15,2% e 14,2%, separadamente, em comparação com os solos de controlo. A miscelânea microbiana do solo pós-H-(14)C- MBC foi diversa, e o arranjo e a profusão microbiana mantiveram-se diferentes do controlo, mesmo com o refrescamento da firmeza e da produtividade do solo em comparação com o solo em branco. Esses resultados validam o comportamento ambiental do MBC revestido de SHs em solos e exemplificam que as formulações encapsuladas de SHs seriam uma medida esperançosa para diminuir a poluição dos resíduos do solo e o risco ambiental de pesticidas (Yang et al., 2018). Liu et al., 2019 desenvolveram novos hidrogéis de rede dupla por gelificação de glúten empregando coordenação in situ de metal-catecol. O primeiro sistema de rede era composto por moléculas de glúten ligadas materialmente, enquanto o segundo sistema de rede era composto por proantocianidinas (PACs) ligadas por Fe (3+). Os ensaios de reologia de cisalhamento dinâmico recomendaram que a coordenação de $Fe(3+)$ e PACs melhorasse significativamente as propriedades mecânicas dos hidrogéis de glúten. Os hidrogéis de rede dupla apresentaram um módulo de cisalhamento três vezes maior do que os hidrogéis de glúten puro. A criação de complexos de bis- e tris-catecol-$Fe(3+)$ entre $Fe(3+)$ e PACs nos hidrogéis foi estabelecida por espetrometria UV e calorimetria de titulação isotérmica (ITC). As medições ITC da ligação do $Fe(3+)$ aos CAPs designaram uma estequiometria molar de 1:4 e uma constante de dissociação (K(D)) de 24,9 × 10(-9). Quando sujeitos a ciclos repetidos de deformação-compressão por cisalhamento, os hidrogéis mostraram uma recuperação robusta e rápida das suas propriedades reológicas. As características robustas e autocurativas dos hidrogéis de glúten de rede dupla fabricados neste estudo podem ser úteis para certas aplicações nas indústrias de agricultura, alimentos, biomedicina e engenharia de tecidos (Liu et al., 2019).

Jo et al., 2020, analisaram o facto de os hidrogéis serem amplamente utilizados como estrutura na área da engenharia de tecidos, devido à sua capacidade de imitar o microambiente celular. No entanto, a imitação de um ambiente celular totalmente natural é complexa devido às alterações de numerosas propriedades físicas e químicas dos ambientes celulares. Recentemente, os hidrogéis de gradiente proporcionam um meio heterogéneo excecional para imitar os diversos microambientes celulares. Para produzir hidrogéis com uma dispersão anisotrópica, os hidrogéis de gradiente foram extensivamente estabelecidos através da aceitação de numerosas práticas de geração de gradiente. Aqui, são apresentados os numerosos procedimentos de produção de hidrogéis de gradiente, contando com sistemas de bomba de seringa dupla, fotolitografia, dispositivo microfluídico, difusão e bioimpressão. Esta avaliação forneceu novas compreensões sobre os pontos cruciais para a produção de hidrogéis de gradiente para regeneração de tecidos multi-modelo (Jo et al., 2020).

Klein e Poverenov, 2020, fizeram uma revisão e referiram que os hidrogéis são constituintes significativos, de elevado interesse técnico e com muitas aplicações. Os hidrogéis à base de polímeros naturais são preferidos aos sintéticos devido à sua biocompatibilidade, segurança e propriedades ecológicas. Têm sido amplamente considerados e aplicados em numerosos domínios, como a cosmética, a medicina, a purificação da água, os produtos de higiene pessoal, entre outros. Esta avaliação incidiu sobre as aplicações de hidrogéis à base de polímeros de origem natural na alimentação e na agricultura. São definidos diversos tipos de biopolímeros e agentes de reticulação, bem como numerosas abordagens para a formação de hidrogéis. As propriedades físico-mecânicas e as acções funcionais dos materiais resultantes são também amplamente analisadas (Klein e Poverenov, 2020).

Song et al., 2020, sintetizaram um novo hidrogel verde através da reticulação de lignossulfonato (L), alginato de sódio (SA) e farinha de konjaku (KJ) e optimizaram a proporção dos três polímeros sintetizados utilizando um desenho ortogonal de experiências e caracterizaram este hidrogel utilizando espectros FTIR, SEM e BET. Os investigadores adicionaram ainda o hidrogel ao solo e examinaram a sua degradabilidade no solo e o seu efeito nas propriedades químicas e físicas do solo, tais como a capacidade extrema de retenção de água, a condutividade hidráulica saturada, a curva de retenção de água e a retenção de nutrientes, e avaliaram o seu desempenho quando aplicado em testes de stress de seca em plantas de tabaco. Os resultados mostraram que a absorção máxima de água do L/KJ/SA melhorado e optimizado é de 41,23 g/g. A adição do hidrogel L/KJ/SA ao solo diminuiu a condutividade hidráulica saturada, aumentou a capacidade de água acessível do solo e diminuiu a lixiviação dos nutrientes do solo. O hidrogel L/KJ/SA pode fazer progredir a competência fotossintética das plantas de tabaco em condições de stress de seca e os níveis de reguladores osmóticos, por exemplo, açúcar redutor e prolina, e pode prolongar o tempo de crescimento das plantas de tabaco até 14 dias, o que aumenta significativamente a sua colheita em massa. O hidrogel L/KJ/SA também tem uma degradabilidade decente, que pode degradar-se 20% quando enterrado no solo durante 120 dias (Song et al., 2020).

Aplicações de embalagem de alimentos

Benito-Peña et al., 2016 descreveram a síntese de novos hidrogéis gravados molecularmente (MIHs) para o antioxidante natural ácido ferúlico (FA) e a sua utilização como materiais de embalagem para evitar a oxidação lipídica da manteiga. Foi criada uma biblioteca de MIHs através de um substituto sintético do ácido ferúlico, o ácido 3-(4-hidroxi-3-metoxifenil)propiónico (HFA), como molécula modelo, o etilenoglicol dimetacrilato (EDMA) como reticulante, e 1-alilpiperazina (1-ALPP) ou metacrilato de 2-(dimetilamino)etilo (DMAEMA), em amálgama com metacrilato de 2-hidroxietilo (HEMA) como monómeros funcionais, em diversas concentrações molares. Os MIHs baseados em DMAEMA/HEMA apresentaram a maior capacidade de carregamento de FA, enquanto os polímeros baseados em 1-ALLP/HEMA mostraram o máximo resultado de impressão. Durante o armazenamento a frio, os MIHs carregados com FA protegeram a manteiga da oxidação e conduziram a valores de TBARs que eram quase metade dos da manteiga armazenada sem proteção e 25% menos do que os registados para a manteiga protegida com hidrogéis sem FA, possivelmente prolongando o prazo de validade da manteiga. A embalagem ativa é uma nova área de aplicação para MIHs com possibilidades prodigiosas na indústria alimentar (Benito-Peña et al., 2016).

Ferber et al., 2018 designaram que a estabilização de produtos farmacêuticos termolábeis fora da cadeia de frio tem o potencial de aliviar quase parte da carga logística e financeira do fornecimento de acesso a cuidados de saúde no mundo em desenvolvimento. A embalagem de hidrogel de arrefecimento evaporativo destina-se a abranger a estabilidade de armazenamento dos actuais produtos farmacêuticos sem a necessidade de reformulação. Os hidrogéis com elevado teor de água e hidrofilicidade reversível apresentam uma base capaz de reduzir as temperaturas de armazenamento sem refrigeração. Como modelo, a poli(N-isopropilacrilamida) foi selecionada como base para a produção de hidrogéis possivelmente de baixo custo e fáceis de fabricar (Ferber et al., 2018).

Wu et al., 2018 sugeriram que as películas de polissacáridos utilizadas como embalagens alimentares inteligentes influenciaram as recompensas de biodegradabilidade, renovabilidade e segurança. A impressão na embalagem de alimentos polissacarídicos é instigante devido ao alto mandato de tinta comestível e à necessidade de um procedimento de impressão apropriado. Neste esforço, os investigadores projectaram uma técnica eletroquímica para a impressão de letras em películas de polissacarídeos. Ao contrário da impressão ortodoxa, este método de escrita eletroquímica depende da alteração de cor reactiva ao pH da antocianina entranhada no hidrogel de quitosano/agarose. Ao polarizar um potencial negativo num fio inoxidável ou numa caneta que escreve na superfície do hidrogel de quitosano/agarose/ATH, a alteração de pH produzida localmente provocou a mudança de cor da ATH e escreveu informações programadas no hidrogel. O estudo estabeleceu que a escrita pode ser provisória no hidrogel mas firme quando o hidrogel secou. O estudo estabeleceu ainda que a película escrita era pertinente para o reconhecimento da decomposição do peixe crucian. O procedimento de escrita eletroquímica descrito oferece uma nova técnica para imprimir informações em películas de polissacarídeos e um grande potencial para a embalagem inteligente de alimentos (Wu et al., 2018).

Batista et al., 2019 revisaram os hidrogéis como sistemas de redes poliméricas tridimensionais e hidrofílicas, abrangendo cadeias poliméricas conectadas por meio de ligações físicas ou químicas. Na área dos alimentos, os hidrogéis têm um potencial prodigioso para serem utilizados em sistemas de embalagem de alimentos ou como transportadores de engrenagens bioactivas. Este artigo analisa a natureza dos hidrogéis, as suas propriedades funcionais, a sua conformação em rede 3D e as suas potenciais aplicações em sistemas de embalagem de alimentos. No que diz respeito às suas potenciais aplicações na embalagem de alimentos, os hidrogéis podem oferecer uma conformação que permite a sua aplicação como parte de um sistema de embalagem para alternar a humidade produzida por produtos alimentares com elevado teor de água. Além disso, a fusão de nanopartículas em hidrogéis pode permitir-lhes uma ação antimicrobiana (Batista et al., 2019).

Aplicações biomédicas

Os hidrogéis são estruturas poliméricas tridimensionais utilizadas na engenharia de tecidos. O hidrogel actua como uma matriz extracelular natural que apoia a proliferação celular e o crescimento dos tecidos. A matriz quasi-extracelular, composta por metabolitos, factores de crescimento e outros ingredientes, leva as células a comporem a estrutura dos tecidos com matrizes. No entanto, uma desvantagem importante dos hidrogéis é a baixa resistência mecânica, o que coloca dificuldades significativas no manuseamento (Lee e Mooney, 2001).

Hoffman, 2002, analisou a configuração e a síntese de hidrogéis, o apelo da água absorvida e a penetração de solutos nas suas matrizes inchadas. As propriedades máximas significativas dos hidrogéis pertinentes para as suas aplicações biomédicas são também reconhecidas, particularmente para a utilização de hidrogéis como transportadores de medicamentos e células, e como matrizes de engenharia de tecidos (Hoffman, 2002).

Van Tomme, Storm, & Hennink, 2008 introduziram os hidrogéis como materiais inovadores, talvez apropriados para uma diversidade de aplicações biomédicas, e a investigação sobre hidrogéis tornou-se uma área de investigação em rápido desenvolvimento e entusiasmante. A natureza macia e hidrofílica dos hidrogéis tornou-os principalmente apropriados como estrutura de administração de proteínas ou como estrutura de fixação de células na engenharia de tecidos. Os hidrogéis tradicionais eram formados por reticulação química de polímeros solúveis em água ou por polimerização de monómeros solúveis em água. Devido à incompatibilidade destas abordagens de reticulação com moléculas frágeis como as proteínas farmacêuticas e as células vivas, nos últimos anos a investigação tem-se centrado nos hidrogéis que gelificam impulsivamente em condições biológicas. Nestes sistemas, a criação de hidrogéis ocorre in situ, no local de inoculação, sem a ajuda de agentes de reticulação possivelmente letais ou desnaturantes. Esta revisão dá uma ideia das disposições de gelificação in situ e do seu potencial em aplicações biomédicas (Van Tomme et al., 2008).

Seliktar, 2012, indicou que os hidrogéis podem ser concebidos para se assemelharem ao meio extracelular dos tecidos do corpo em costumes que permitem a sua utilização em implantes terapêuticos, biossensores e estratégias de administração de medicamentos. Os hidrogéis compatíveis com as células são concebidos através de uma abordagem de controlo sincronizado das propriedades físicas e da bioatividade para efetuar comunicações definitivas com os arranjos celulares, bem como concepções 3-D e cronológicas de sinais bioquímicos e biomecânicos reconhecidos para controlar o comportamento das células. Novas descobertas significativas na biologia do cancro, na investigação de células estaminais e na morfogénese celular foram compreendidas com sistemas de hidrogel modelo baseados nestas concepções. As propostas básicas e clínicas para hidrogéis na engenharia de tecidos, na terapia celular e na investigação biomédica continuam a impulsionar os avanços na conceção, utilizando arquitecturas de engenharia de materiais baseadas no desempenho (Seliktar, 2012).

Buwalda et al., 2014, analisaram os hidrogéis e revelaram que se registou um desenvolvimento notável no domínio dos hidrogéis como biomateriais práticos. A aplicação biomédica dos hidrogéis foi inicialmente atrasada devido à nocividade dos agentes de reticulação e às restrições da criação de hidrogéis em ambientes biológicos. A evolução do conhecimento da química dos polímeros e o aumento da compreensão dos procedimentos biológicos resultaram na conceção de materiais adaptáveis e de terapias pouco invasivas. As matrizes de hidrogel englobam um vasto leque de polímeros naturais e sintéticos unidos por uma diversidade de ligações cruzadas físicas ou químicas. Com a sua capacidade de implantar agentes farmacêuticos nos seus sistemas de redes reticuladas hidrofílicas, os hidrogéis criam materiais capazes para a engenharia de tecidos, bem como para a libertação controlada de fármacos. Apesar de todas as suas valiosas propriedades, existem ainda inúmeros desafios a ultrapassar para a conversão clínica. Nesta avaliação, os autores apresentaram uma impressão histórica dos desenvolvimentos na investigação de hidrogéis, desde sistemas de rede simples a materiais inteligentes (Buwalda et al., 2014).

Kamata, Li, Chung, & Sakai, 2015 indicaram os hidrogéis como ferramentas fundamentais para a conceção de biomateriais, tais como pensos para feridas, reservatórios de fármacos e suportes temporários para células. Apesar do seu potencial, os hidrogéis convencionais têm uma aplicabilidade limitada em condições fisiológicas húmidas porque sofrem de uma mudança temporal incontrolável na forma: o inchaço ocorre imediatamente após a instalação. Os hidrogéis inchados falham facilmente sob tensão mecânica. A alteração morfológica pode causar não só o deslizamento do local de instalação, mas também a compressão local do nervo. A conceção de hidrogéis que possam manter a sua forma original e as suas propriedades mecânicas num ambiente aquoso é, por isso, de grande importância. Por um lado, a degradação controlada dos hidrogéis usados tem de ser efectuada em algumas aplicações biomédicas. O presente relatório intercalar apresenta uma breve panorâmica dos progressos recentes no desenvolvimento de hidrogéis para aplicações biomédicas. São discutidas abordagens práticas para controlar as propriedades de inchamento dos hidrogéis. São também apresentadas as concepções de hidrogéis com propriedades de degradação controladas, bem como os modelos teóricos para prever o comportamento de degradação. Além disso, são discutidos os desafios actuais e as limitações das aplicações biomédicas, e são oferecidas direcções futuras (Kamata et al., 2015).

Lau & Kiick, 2015, analisaram e relataram o suporte mecânico e um ambiente hidratado de hidrogéis que oferecem boa citocompatibilidade e libertação controlada de moléculas, tendo sido estudada uma miríade de hidrogéis para aplicações biomédicas. Nas últimas décadas, a investigação nestas áreas tem-se orientado cada vez mais para hidrogéis multicomponentes que captam melhor a natureza multifuncional dos ambientes biológicos nativos e que oferecem oportunidades para adaptar seletivamente as propriedades dos materiais. Este relatório de revisão resumiu abordagens recentes destinadas a produzir hidrogéis multicomponentes, com descrições de abordagens químicas e físicas contemporâneas para a formação de redes e da utilização de moléculas sintéticas e biologicamente derivadas para conferir as propriedades desejadas. São apresentados materiais multicomponentes específicos com propriedades mecânicas melhoradas, bem como materiais em que são conferidas múltiplas funções biológicas para aplicações em engenharia de tecidos, tratamento do cancro e terapias genéticas. O progresso neste domínio sugere uma promessa significativa para estas abordagens no desenvolvimento de materiais biomédicos relevantes (Lau e Kiick, 2015).

Hu, Wang, Xiao, Zhang, & Wang, 2019 indicaram que os hidrogéis biomédicos como matrizes de reparação únicas ou combinados com células pré-semeadas e factores de crescimento bioactivos são amplamente aplicados na engenharia de tecidos e na medicina regenerativa. Os hidrogéis fornecem normalmente estruturas tridimensionais para a adesão e proliferação celular ou para a libertação controlada da carga de fármacos ou proteínas. As várias propriedades físico-químicas dos hidrogéis conferem-lhes aplicações distintas. Neste relatório de revisão, os autores apresentaram o método de reticulação comumente usado para a síntese de hidrogéis envolvendo reticulações físicas e químicas e resumem seu progresso atual e perspectivas futuras (Hu et al., 2019).

Lu, Zhang, & Ma, 2019 revisaram e relataram hidrogéis eletrocondutores (EHs), combinando as características biomiméticas dos hidrogéis e as propriedades eletroquímicas de polímeros condutores e materiais à base de carbono, que receberam imensas considerações na última década. A estrutura porosa tridimensional, as propriedades hidrofílicas e as propriedades químicas e físicas reguláveis dos hidrogéis assemelham-se à matriz extracelular dos tecidos, tornando-os uma boa matriz para o crescimento, a proliferação e a migração das células. Ao contrário dos hidrogéis não condutores, os EHs possuem uma elevada condutividade eléctrica e propriedades redox electroquímicas, que podem ser utilizadas para detetar sinais eléctricos gerados em sistemas biológicos e também para fornecer estimulação eléctrica para regular a atividade e a função das células e dos tecidos. Assim, este artigo apresenta um resumo do novo desenvolvimento de EH para aplicações biomédicas na década. Fazemos uma breve introdução à conceção e síntese de EHs, bem como às actuais aplicações de EHs em campos biomédicos, incluindo cultura de células, engenharia de tecidos, administração de medicamentos e libertação controlada, biossensores e bioelectrónica implantável. As tendências de desenvolvimento e os desafios dos EHs para aplicações biomédicas também são discutidos neste relatório de revisão (Lu et al., 2019).

Tu et al., 2019 revisitaram e analisaram, nos últimos anos, biomateriais implantáveis que têm atraído um interesse significativo devido ao seu potencial de utilização na terapia de defeitos físicos e traumas. Entre os biomateriais implantáveis, os hidrogéis têm recebido cada vez mais atenção devido às suas estruturas sintonizáveis e bom comportamento reológico. No entanto, as falhas mecânicas dos materiais de gel tradicionais durante o funcionamento normal continuam a ser um problema grave. Para ultrapassar este problema, foram desenvolvidos materiais de hidrogel com capacidade de auto-cura e injeção, com potencial para auto-recuperação autónoma e implantação minimamente invasiva. Neste documento, é apresentado o progresso dos hidrogéis auto-regenerativos injectáveis, combinando os desenvolvimentos no conhecimento fundamental da conceção de polímeros e as discussões sobre as aplicações biomédicas práticas dos materiais. Começa-se por introduzir os mecanismos dos diferentes tipos de hidrogéis auto-regenerativos e discute-se o seu desempenho, seguindo-se uma análise dos hidrogéis auto-regenerativos com capacidade de injeção. Este estudo de revisão forneceu uma visão geral do progresso de um material inteligente, o hidrogel auto-regenerativo injetável, durante os últimos dez anos e centra-se principalmente no seu desenvolvimento recente, tendo também apresentado desenvolvimentos no conhecimento fundamental em concepções de polímeros e discussões sobre a aplicação biomédica prática dos materiais, o que lança mais luz sobre o avanço dos hidrogéis auto-regenerativos injectáveis (Tu et al., 2019).

C. Xu, Dai, & Hong, 2019 permitiu a produção de produtos personalizados de engenharia de tecidos com alta capacidade de ajuste e complexidade por impressão tridimensional (3D). Tratava-se, portanto, de uma tecnologia atractiva e promissora nos domínios farmacêutico e médico. Os hidrogéis imprimíveis e biocompatíveis são materiais atractivos para aplicações de impressão 3D porque oferecem ambientes biomiméticos favoráveis para células vivas, tais como elevado teor de água, estrutura porosa, incorporação de moléculas bioactivas e propriedades mecânicas e taxas de degradação ajustáveis. No entanto, a maioria dos materiais de hidrogel convencionais são frágeis e mecanicamente fracos e, por conseguinte, não podem satisfazer as necessidades mecânicas de manuseamento e utilização em tecidos moles e elásticos. Assim, o desenvolvimento de materiais de hidrogel imprimíveis, de alta resistência e elásticos para impressão 3D na reparação e regeneração de tecidos é crítico e interessante. Nesta revisão, resumimos os relatórios recentes sobre hidrogéis de alta resistência e elasticidade para uso em impressão e categorizámo-los em três grupos, nomeadamente hidrogéis de rede dupla, hidrogéis nanocompósitos e hidrogéis de rede simples. Foram ainda discutidos os mecanismos de reforço destes hidrogéis de alta resistência e as estratégias para melhorar a sua capacidade de impressão e biocompatibilidade. Estes hidrogéis de elevada resistência e elasticidade podem oferecer oportunidades para acelerar o desenvolvimento da tecnologia de impressão 3D e proporcionar novas perspectivas para a conceção de produtos impressos em 3D no domínio da biomedicina. Os hidrogéis biocompatíveis e biodegradáveis são muito atractivos na impressão 3D devido à sua desejável capacidade de impressão e ao seu ambiente favorável ao carregamento de moléculas bioactivas e células vivas. O desenvolvimento de hidrogéis de elevada resistência e elasticidade alterou a impressão convencional de hidrogéis fracos e quebradiços e proporcionou novas oportunidades e inspirações para a impressão 3D e aplicações biomédicas. Esta revisão analisou os mecanismos de reforço do hidrogel, resumiu os progressos recentes no desenvolvimento de hidrogéis elásticos e de alta resistência para impressão 3D e discutiu as estratégias para melhorar a capacidade de impressão e a biocompatibilidade das tintas de hidrogel (Xu et al., 2019).

Aplicações farmacêuticas

Van Tomme et al., 2008 introduziram os hidrogéis como novos materiais possivelmente adequados para uma variedade de aplicações biomédicas, a investigação sobre hidrogéis tornou-se um campo de investigação em rápido desenvolvimento e excitante. A natureza macia e hidrofílica dos hidrogéis torna-os particularmente adequados como sistema de administração de proteínas ou como suporte de retenção de células na engenharia de tecidos. Os hidrogéis tradicionais eram formados por reticulação química de polímeros solúveis em água ou por polimerização (de misturas) de monómeros solúveis em água. Devido à incompatibilidade destes métodos de reticulação com moléculas frágeis como as proteínas farmacêuticas e as células vivas, nos últimos anos o interesse da investigação tem-se centrado nos hidrogéis que gelificam espontaneamente em condições fisiológicas. Nestes sistemas, a formação do hidrogel ocorre in situ, no local da injeção, sem o auxílio de agentes de reticulação potencialmente tóxicos ou desnaturantes. Este artigo de revisão fornece uma visão geral dos sistemas de gelificação in situ e do seu potencial em aplicações biomédicas. Serão abordados tanto os hidrogéis fotopolimerizáveis como os hidrogéis de auto-montagem, baseados em ligações cruzadas químicas ou em interacções físicas (Van Tomme et al., 2008).

Norouzi, Nazari, & Miller, 2016 sugeriram uma abordagem alternativa, em que uma quimioterapia localizada pode diminuir a toxicidade da quimioterapia sistémica, proporcionando simultaneamente uma libertação sustentada dos quimioterápicos no local do tumor alvo. Por conseguinte, os hidrogéis biodegradáveis injectáveis como sistemas de libertação de fármacos para quimioterapêuticos tornaram-se uma questão importante. Este artigo analisa a aplicação de uma variedade de sistemas de administração de fármacos à base de hidrogéis injectáveis, incluindo hidrogéis termossensíveis, sensíveis ao pH, fotossensíveis, duplamente sensíveis, bem como hidrogéis de orientação ativa, para o tratamento de diferentes tipos de cancro. De um modo geral, os sistemas de administração de fármacos à base de hidrogel injetável revelaram-se mais eficazes do que a quimioterapia sistémica convencional em termos de tratamento do cancro (Norouzi et al., 2016).

Wang, Hu, Liu, & Luo, 2017 discutiram e relataram hidrogéis bio-responsivos que podem responder a vários estímulos biológicos através de uma mudança macroscópica do estado físico ou convertendo entradas bioquímicas em saídas biológicas ou mecânicas. Estes materiais têm vindo a desempenhar um papel cada vez mais importante numa grande variedade de aplicações, especialmente nos domínios biológico e biomédico. No entanto, a conceção e a engenharia de materiais bio-responsivos intrigantes com biocompatibilidade e biodegradabilidade adequadas têm-se revelado um grande desafio. O ADN, por outro lado, possui muitas propriedades únicas e fascinantes, incluindo a sua função genética indispensável, ampla biocompatibilidade, capacidade de reconhecimento molecular preciso, multifuncionalidade sintonizável e programabilidade conveniente. Por conseguinte, o ADN forneceu pré-requisitos cruciais para a exploração de novos hidrogéis bio-responsivos e, desde então, tornou-se um bloco de construção ideal para a construção de novos materiais. Neste artigo, os autores descrevem os nossos esforços ao longo de mais de uma década para desenvolver materiais baseados em ADN, incluindo hidrogéis bio-responsivos. Estes hidrogéis de ADN foram criados através de ligações cruzadas químicas ou emaranhamento físico entre cadeias de ADN. A revisão dividiu-os ainda em duas categorias: hidrogéis puros à base de ADN e hidrogéis híbridos à base de ADN. Relativamente aos hidrogéis à base de ADN puro, os autores desenvolveram o primeiro hidrogel de ADN a granel inteiramente a partir de ADN ramificado, utilizando a ligação enzimática. Certos fármacos foram encapsulados nesses hidrogéis in situ e libertados de forma controlável sob a estimulação de factores ambientais, tais como nucleases e/ou alterações da força iónica. Além disso, o relatório preparou um hidrogel produtor de proteínas (designado por "P-gel") ligando ADN em forma de X (X-DNA) e plasmídeos lineares. Seguindo o dogma central da biologia molecular, este hidrogel respondeu a enzimas e substratos e converteu-os em proteínas. Este foi o primeiro exemplo que mostra que um hidrogel pode ser utilizado para produzir proteínas sem o envolvimento de células vivas. Esta poderá ser também a primeira tentativa de criar hidrogéis semelhantes a células que serão, em última análise, bio-responsivos. Além disso, os autores também construíram um hidrogel físico de ADN através do emaranhamento de cadeias de ADN alongadas por uma polimerase especial: Phi29. Este hidrogel (designado por "meta-hidrogel") apresentou uma propriedade "meta": mudança livremente reversível entre os estados líquido e sólido através da estimulação por moléculas de água. Além destes hidrogéis puros à base de ADN, foi também criado um hidrogel híbrido à base de ADN: um hidrogel híbrido ADN-argila que utiliza interacções electrostáticas entre o ADN e os nanocristais de argila. Este relatório indicou a descoberta de uma reatividade sinérgica em reacções bioquímicas neste hidrogel, sugerindo que um hidrogel de ADN-argila poderá ser o ambiente para a origem da vida e que o ADN e a argila poderão ter evoluído em conjunto durante a evolução inicial. Em resumo, o ADN liga o mundo não biológico aos processos biológicos em virtude da sua bio-responsividade e também sugeriu que os hidrogéis de ADN bio-responsivos desempenharão um papel insubstituível no desenvolvimento de futuros materiais evolutivos, tais como robôs macios e células artificiais (Wang et al., 2017).

Worthington, Langhans, & Pochan, 2017 indicaram o desafio subjacente à administração de medicamentos, que era o transporte seguro e controlado de um fornecimento de agente terapêutico para o local pretendido na sua dose efectiva. No domínio dos hidrogéis, estavam a ser descobertas soluções novas e em expansão para a administração de cargas úteis. Os hidrogéis eram redes de polímeros altamente hidratados que variavam muito consoante a estrutura molecular subjacente. As propriedades físicas da rede de hidrogel e a sua base peptídica resultaram em propriedades materiais vantajosas que podem ser utilizadas para múltiplas aplicações biomédicas, incluindo a administração de medicamentos. Como um sólido de diluição por cisalhamento que era facilmente injetável, citocompatível, personalizável e bem caracterizado, os hidrogéis β-hairpin eram um candidato empolgante como veículo de entrega de medicamentos (Worthington et al., 2017).

Dimatteo, Darling, & Segura, 2018 indicaram que os hidrogéis têm sido utilizados em aplicações regenerativas há muitas décadas devido à sua biocompatibilidade e similaridade em estrutura à matriz extracelular nativa. Inicialmente, esses materiais eram formados fora do paciente e implantados usando técnicas cirúrgicas invasivas. No entanto, os avanços na química sintética e na ciência dos materiais proporcionaram aos investigadores uma biblioteca de técnicas através das quais a formação de hidrogéis pode ocorrer in situ após a sua aplicação através de agulhas normais. Isto proporcionou uma via para a administração minimamente invasiva de cargas terapêuticas, o preenchimento de defeitos complexos nos tecidos e a indução da regeneração de partes danificadas do corpo. Nesta revisão, destacamos esses biomateriais de hidrogel terapêutico injetável no contexto da entrega de medicamentos e regeneração de tecidos para reparo de feridas na pele (Dimatteo et al., 2018).

Mathew, Uthaman, Cho, Cho, & Park, 2018 indicaram um papel significativo dos hidrogéis na resolução das limitações clínicas e farmacológicas dos sistemas actuais devido à sua biocompatibilidade, facilidade de preparação e propriedades físicas únicas, tais como uma natureza porosa sintonizável e afinidade para fluidos biológicos. O desenvolvimento de um sistema de hidrogel injetável com formação in situ permitiu um excelente controlo espacial e temporal, ao contrário do que acontece com as terapêuticas administradas por via sistémica. Os sistemas de hidrogel injetável podem compensar as dificuldades dos sistemas convencionais de administração de fármacos baseados em hidrogel na clínica, formando um depósito de fármaco/gene ou de células em crescimento no corpo com uma única injeção, permitindo assim a adesão e o conforto do doente. Os polímeros de hidratos de carbono foram amplamente utilizados para a síntese de hidrogéis injetáveis de formação in situ devido à sua disponibilidade imediata, à presença de grupos funcionais modificáveis, à biocompatibilidade e a outras propriedades físico-químicas. Este artigo de revisão discutiu diversos aspectos dos hidrogéis injectáveis, como hidrogéis/macrogéis a granel, microgéis e nanogéis derivados de polímeros naturais, e a sua importância na entrega de terapêuticas como genes, fármacos, células ou outras biomoléculas e como estes sistemas revolucionários podem complementar os sistemas de entrega terapêutica existentes (Mathew et al., 2018).

Chang, Park, & Famili, 2019 relataram os hidrogéis para uma miríade de aplicações biológicas. Ao controlar a química através da qual um hidrogel foi construído, uma ampla gama de propriedades químicas e físicas pode ser acessada, tornando-os uma classe atraente de biomateriais. Esta revisão abrangeu a aplicação de hidrogéis para a administração sustentada de produtos biológicos no fundo do olho. Na adaptação dos hidrogéis para este fim, o sucesso depende de uma análise cuidadosa das propriedades do material, da via de administração, dos meios de injeção e do controlo do efluxo do fármaco, aspectos que foram abordados. Isto também forneceu uma perspetiva sobre as considerações clínicas e químicas, de fabrico e de controlo (CMC) que foram essenciais para o desenvolvimento de um sistema de administração de hidrogel ocular (Chang et al., 2019, Higashi et al., 2019).

Aplicações de administração de medicamentos

Os hidrogéis foram inicialmente utilizados para o desenvolvimento de lentes oculares. Ultimamente, os hidrogéis fabricados para lentes oculares foram comercializados como lentes de contacto moles e utilizados como um conetor para o sistema de administração de medicamentos. Foi descrito o motivo de uma receção extensiva destas lentes para libertar e controlar a quantidade de fármaco durante um período prolongado de tratamento (Cha et al., 2012). Os polímeros desempenham um papel importante como excipientes em qualquer forma de dosagem. Têm impacto na libertação do fármaco e são compatíveis, não tóxicos, estáveis, económicos, etc., e são amplamente classificados como polímeros naturais e polímeros sintéticos.

Aplicações dentárias

A terapia de regeneração pulpar é imperativa para ultrapassar as restrições da terapia conservadora e realizar a dentinogénese reparadora. Atualmente, os dentistas não têm outra opção senão eliminar toda a polpa dentária com uma técnica endodôntica quando uma falha dentinária com contacto pulpar atinge um tamanho crítico. Para resolver esta restrição, a terapia de regeneração e os mecanismos de cicatrização de feridas pulpares foram industrializados (Ahadian et al., 2014).

Outras aplicações e vantagens dos hidrogéis

Têm sido feitos progressos no sentido de desenvolver hidrogéis injectáveis para a resolução da restauração cardíaca. As injecções de hidrogel sem ajuda têm sido utilizadas para tranquilizar a função cardíaca e a remodelação do ventrículo esquerdo, classicamente em modelos animais de grande e pequeno porte. Além disso, os hidrogéis também revelaram uma retenção significativa de células quando co-injectados para cardiomioplastia celular e libertação prolongada de terapêutica quando utilizados como veículo de entrega (Stevens et al., 2005). Os hidrogéis possuem um grau de flexibilidade muito análogo ao dos tecidos naturais, devido ao seu importante teor de água. São biocompatíveis e podem ser injectados. Os hidrogéis também têm propriedades de transporte decentes e são fáceis de alterar. Os hidrogéis ecologicamente sensíveis têm a capacidade de detetar variações de pH, temperatura ou concentração de metabolitos e libertar a sua carga em resultado dessa alteração.

Capítulo 3
FINALIDADES E OBJECTIVOS

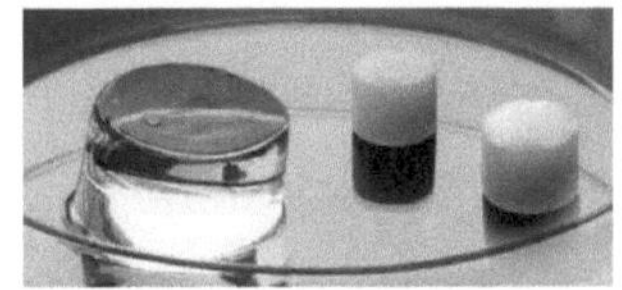

FINALIDADE E OBJECTIVOS

Objetivo

O objetivo do presente estudo foi preparar e sintetizar um hidrogel à base de goma de tragacanto [Gt-cl-Poly (AA)] e avaliá-lo.

Objectivos

Apesar de haver pessoas em todo o mundo a trabalhar na síntese do sistema IPN, a pesquisa bibliográfica revelou que a maior parte do trabalho foi realizada com um sistema de espinha dorsal sintético. Uma vez que a não biodegradabilidade dos polímeros se tornou um grande desafio para os cientistas ambientais, é mais importante preparar esses dispositivos poliméricos a partir de espinhas dorsais poliméricas biodegradáveis e amigas do ambiente. Além disso, essas bases poliméricas respeitadoras do ambiente podem ser obtidas facilmente na natureza e são abundantes. Por conseguinte, tendo em conta a biodegradabilidade e a compatibilidade com o ambiente. A goma adragante foi selecionada como base polimérica. Por conseguinte, os objectivos da presente investigação são os seguintes

> Efetuar a síntese de hidrogel à base de goma de tragacanto com ácido acrílico utilizando gluteraldeído como reticulante.

> Efetuar a caraterização do hidrogel à base de goma de tragacanto.

> Estudar o comportamento de inchaço resistente ao pH dos hidrogéis preparados em diferentes soluções tampão.

> Estudar o comportamento de inchaço específico da temperatura dos hidrogéis preparados.

Capítulo 4
MATERIAIS E MÉTODOS

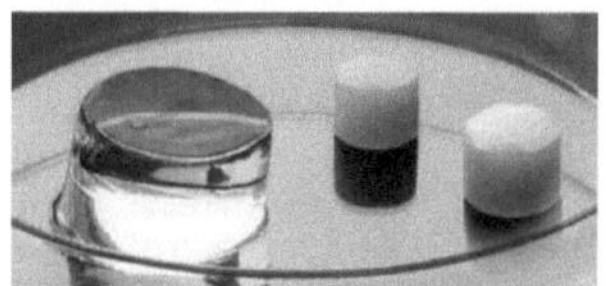

MATERIAIS E MÉTODOS

Produtos químicos e reagentes

A goma tragacanto foi adquirida à Loba Chem. Pvt. Ltd., Índia. O ácido acrílico e o ácido ascórbico foram adquiridos à Sigma-Aldrich, Índia. Todos os outros produtos químicos e reagentes eram de qualidade analítica e foram adquiridos apenas a fornecedores de renome.

Aparelhos

Todos os aparelhos e equipamentos laboratoriais, incluindo agitador magnético, béqueres, pipeta, funil de vidro, pérolas magnéticas, vidro de relógio, placa de Petri, cilindro de medição, almofariz, espátula, medidor de pH digital, eram de qualidade normalizada e bem calibrados onde e quando necessário. O espetrofotómetro UV-visível, o espetrofotómetro de infravermelhos com transformada de Fourier (FTIR) e o microscópio eletrónico de varrimento (SEM), etc., também foram utilizados neste estudo.

Síntese de hidrogel à base de goma de tragacanto [Gt-cl-Poly(AA)] utilizando o método de ligação cruzada

- 1 g de goma-tragacanto foi reservado num frasco de reação com 25 ml de água destilada

- À mistura de reação foi adicionado 0,5 mol L-1 de ácido acrílico, seguido da adição de ácido ascórbico - KPS (persulfato de potássio) em proporções molares de 1:1,25 como sistema iniciador e 0,42 mol L-1 de glutaraldeído como reticulante. A reação foi realizada a pH

7.0 durante 90 min a 40oC.

- No final da reação, o homopolímero foi removido por lavagem com água quente e o gel obtido foi deixado em repouso durante cerca de 10-12 horas sem ser perturbado para que o processo de gelificação tivesse lugar.

- O produto obtido foi seco na estufa a 60OC até se obter um peso constante.

- A percentagem de enxertia (% G) e a percentagem de inchamento (% S) foram calculadas de acordo com a seguinte equação (1):

$$\% \, G \, Or \, \% \, S = \frac{Fw - Iw}{Iw} \times 100$$

Onde Iw = peso inicial do material obtido; Fw = peso final do material obtido **Tabela 3.1.** Composição de seis formulações de hidrogel - hidrogéis de Gt-cl-Poly (AA) com concentrações variáveis de polímero monómero, ácido acrílico e reticulante

Sr. Não.	Formulação Código	Goma de Tragacanto (g)	Glutaraldeído (%)	Ácido acrílico (%)
1	F1	0.5	1.2	1.6
2	F2	0.5	2.2	2.6
3	F3	0.5	3.2	3.6
4	F4	1	4.2	3.6
5	F5	1.5	5.2	4.6
6	F6	2	6.2	5.6

Caracterizações

Espectroscopia de infravermelhos com transformada de Fourier

A espetroscopia de infravermelhos é uma técnica analítica poderosa utilizada para fornecer informações sobre a estrutura das moléculas e as ligações. A técnica baseia-se no princípio de que uma substância química apresenta uma absorção selectiva na região do infravermelho, dando origem a bandas de absorção, designadas por espetro de absorção no infravermelho, que se estende por uma vasta gama de comprimentos de onda. Uma molécula absorve radiação apenas quando a frequência natural de vibração dos átomos é a mesma que a frequência da radiação incidente.

Várias bandas no espetro de FTIR correspondem a grupos funcionais característicos e a ligações presentes na substância química. O espetro FTIR de uma substância química é assim,

identificação de impressões digitais. A posição das bandas no infravermelho é convenientemente expressa pelo número de onda v. As intensidades das bandas no espetro FTIR podem ser expressas como transmitância

(T) ou absorvância (A).

A análise FTIR foi realizada na gama de 400 cm-1 a 4000 cm-1 utilizando o espetrofotómetro de infravermelhos. O espetro de FTIR foi registado utilizando o método do disco de KBr. Neste caso, 10 mg de material foram misturados com 100 mg de KBr. Em seguida, foi exercido um fenómeno adequado para formar um disco transparente. O espetro de FTIR foi obtido utilizando o espetrofotómetro de FTIR K8002AA da Agilent Technologies.

Microscopia eletrónica de varrimento (SEM)

Os estudos de microscopia eletrónica de varrimento foram efectuados utilizando um microscópio eletrónico de varrimento com uma tensão de aceleração de 20 KV para determinar a morfologia das partículas. Esta técnica permite obter imagens de uma amostra através do varrimento de um feixe de electrões de alta energia. Os electrões interagem então com os átomos da amostra e produzem sinais que revelam informações sobre as amostras, a composição, a topografia da superfície e outras propriedades, como a condutividade eléctrica. O instrumento SEM utilizado foi o JSM6100 (Jeol).

Estudos térmicos

Calorimetria Exploratória Diferencial (DSC)

A análise DSC das amostras foi realizada utilizando o sistema TA na gama de temperaturas de 50-320°C à taxa de 10°C/min em ambiente de azoto. Caracterização *in vitro*: Inchaço e análise da dependência do pH

Análise termogravimétrica (TGA)

A análise TGA das amostras foi efectuada utilizando o sistema Perkin Elmer TGA-7. Os termogramas foram registados na gama de temperaturas de 50-800 °C a uma taxa de aquecimento de 10 °C/min sob atmosfera de azoto.

Análise do inchaço

O comportamento de inchamento inteligente dos hidrogéis foi investigado em soluções tampão a diferentes valores de pH. Hidrogéis secos com 0,45 g foram imersos em 100 mL de solução tampão fosfato USP de pH 7,4 a 37°C. As amostras inchadas foram pesadas a 0,5, 1, 1,5, 2, 3, 4, 6, 8, 10,

12, 14, 18, 24, 48 e 72 h, e o excesso de meios foi removido por esfregaço com um

$$q = W_s/W_d$$
pedaço de

papel de filtro. Os estudos foram efectuados em triplicado e os valores médios foram utilizados para a análise dos dados. O inchaço das várias amostras foi continuado até atingirem um peso constante (Mundargi et al., 2011). O rácio de inchamento dinâmico (q) foi calculado utilizando a seguinte equação18:

em que q é o rácio de intumescimento dinâmico, Ws é o peso do gel intumescido no tempo t e Wd é o peso inicial do hidrogel seco.

Estudos de reversibilidade do inchaço: Comportamento responsivo ao pH/ pulsátil

Para a libertação controlada de fármacos a partir de copolímeros de enxerto, o processo de dilatação deve ser reversível para garantir que a libertação do fármaco possa ser iniciada e interrompida imediatamente após a alteração do pH. Para investigar a reversibilidade do processo de intumescimento/desintumescimento das redes de polímeros em relação à alteração do pH ambiental, as amostras de hidrogel seleccionadas foram intumescidas numa solução-tampão de pH 7,4, colocadas numa solução-tampão de pH 1,2, devolvidas a uma solução-tampão de pH 7,4 e, finalmente, recolhidas numa solução-tampão de pH 1,2. O intervalo de tempo consecutivo para cada ciclo foi de 45 minutos (Sadeghi, 2011).

Efeito da concentração de solução salina normal (NaCl) na percentagem de edema a 37 °C

Foram utilizadas três soluções salinas normais (NaCl) com diferentes forças iónicas (1-10%) para avaliar o efeito do sal no inchaço do hidrogel F5 (Prashar, 2017). Foram utilizadas diferentes soluções salinas (NaCl, a 1%, 5% e 10%) para avaliar o efeito salino/iónico. Para estudar o

Para avaliar o efeito da concentração de sal na percentagem de inchaço do hidrogel F5, foi realizada esta experiência. A experiência foi realizada à temperatura de 37 °C e a percentagem de inchamento foi analisada.

Capítulo 5
RESULTADOS E DISCUSSÃO

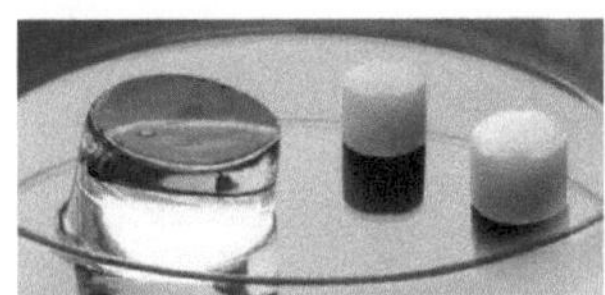

RESULTADOS E DISCUSSÃO

Síntese

Os grupos hidroxilo e o grupo metileno existentes na espinha dorsal são os locais reactivos activos e identificados para a ocorrência da copolimerização do enxerto. As numerosas etapas envolvidas na copolimerização de enxerto de ácido acrílico em goma de tragacanto estão representadas no esquema seguinte: **Esquema 1:**

$$SO_4^{-} + SO_4^{\cdot} + \text{Dehydro ascorbate}$$

$$SO_4^{\cdot} + H_2O \longrightarrow HSO_4 + OH^{\cdot}$$

Iniciação

$$H_2C{=}CH{-}COOH + {}^{\cdot}OH \longrightarrow {}^{\cdot}H_2C{-}CH(COOH){-}OH$$

Gum Tragacanth

Gum Tragacanth

Propagação

Rescisão

Graft copolymer

Homopolymer

Inicialmente, a reação entre os iões de ácido ascórbico e o persulfato de potássio gera SO_4^-, que depois entra em reação com as moléculas de água e produz OH*. Após a reação entre o OH* e o SO4-* com a espinha dorsal do polímero, o monómero expôs e activou os locais activos para o enxerto e deu origem a redes reticuladas tridimensionais na presença do glutaraldeído reticulante. O enxerto de AA em TG foi examinado com o objetivo de desenvolver material de hidrogel inteligente que, posteriormente, pode abrir caminho para aplicações biomédicas, tais como a administração de fármacos. Neste estudo, foram iniciadas várias características da polimerização de enxerto de AA para compreender o processo de enxerto e desenvolver o hidrogel. A representação esquemática do processo de enxerto é mostrada no esquema 1.

Espectroscopia de infravermelhos com transformada de Fourier

O espetro FTIR da goma tragacantina demonstrou picos largos característicos a 3427,08 cm-1 (absorção de ligações de estiramento O-H de hidratos de carbono), 2934,78 cm-1 e 2756 cm-1 (estiramento assimétrico CH_2). O pico a 1040,21 cm-1 corresponde à região de estiramento C-O como bandas complexas, resultantes de vibrações de estiramento C-O e C-O-C. Do mesmo modo, o espetro FTIR do hidrogel Gt-cl-poly(AA) demonstrou e apresentou picos a 2860,30 cm-1, 2759,32 cm-1 e 2520,80 cm-1 (estiramento O-H do ácido carboxílico). Foram também observados picos adicionais em 1750,20 cm-1 e 1610,60 cm-1 devido ao estiramento C=O no ácido carboxílico. Os dados de FTIR sugerem que a síntese do hidrogel foi bem sucedida (Figura 4.1a e 4.1b.).

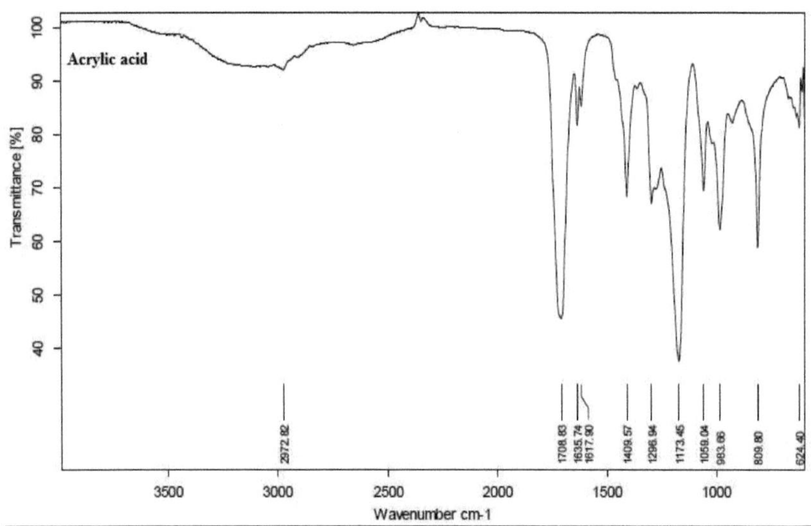

Figura 4.1a. Espectros FTIR do ácido acrílico (AA)

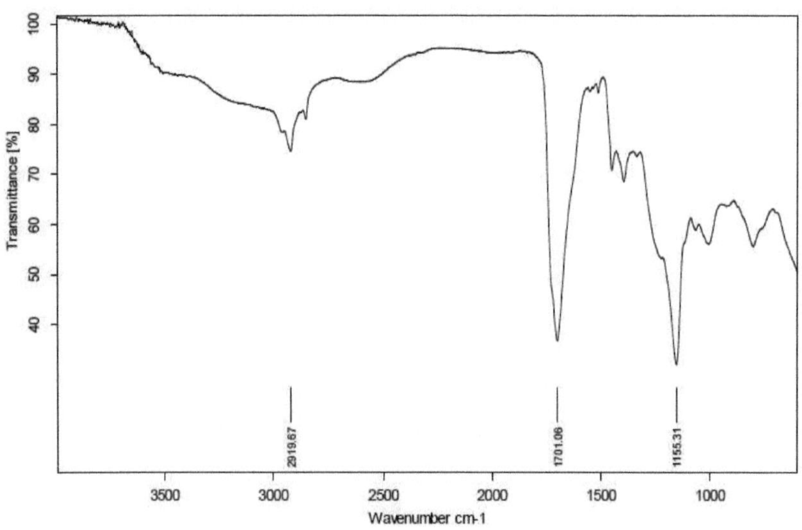

Figura 4.1b. Espectros FTIR de Gt-cl-poly (AA)

Microscopia eletrónica de varrimento (SEM)

A fotografia do hidrogel ao microscópio eletrónico de varrimento (Figura 4.2) indicava claramente a presença de grandes quantidades de poros interligados, indicando uma estrutura superporosa. Em comparação com as representações anteriores, o hidrogel também indicava e revelava grandes quantidades de poros interligados, o que significa que a formação de ligações cruzadas não extinguiria a estrutura superporosa. O hidrogel tinha uma elevada porosidade e este facto foi responsável pelo inchaço mais rápido dos hidrogéis superporosos quando comparados com os hidrogéis convencionais.

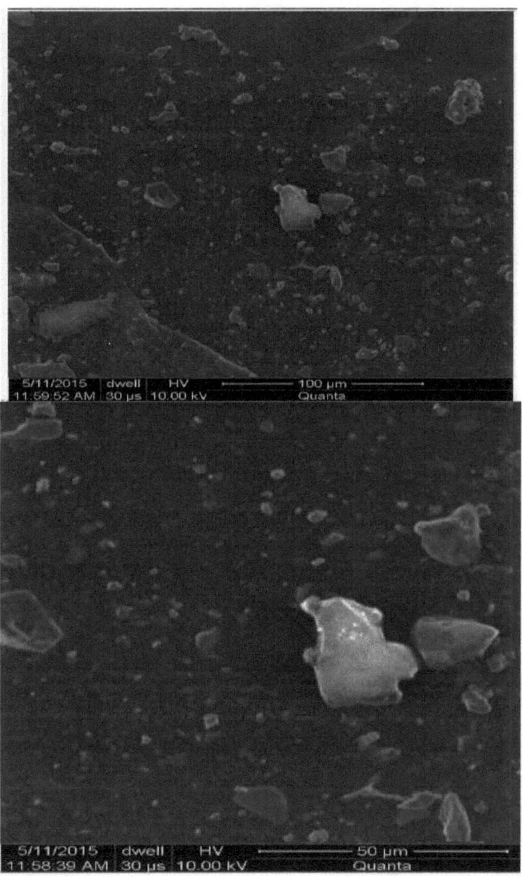

Figura 4.2. Imagens SEM indicando a estrutura porosa e volumosa dos hidrogéis

Estudos térmicos

Foram efectuados estudos térmicos tanto para a espinha dorsal como para o polímero funcionalizado e apresentados em função da percentagem de perda de peso vs.

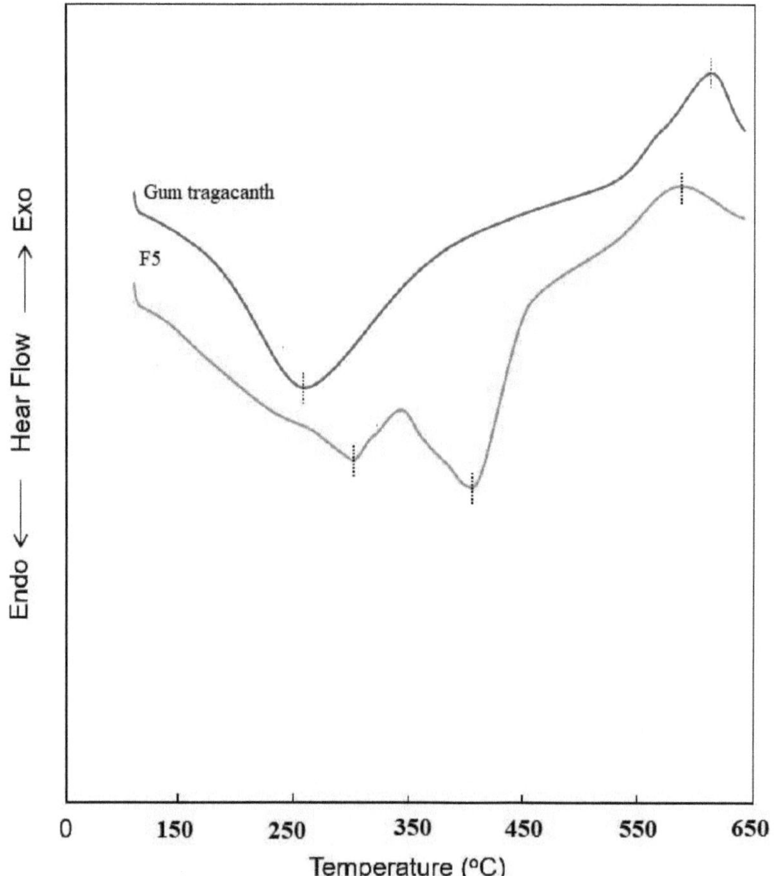

temperatura. No caso da goma adragante, foram observados padrões de decomposição em três fases (Figura 4.3a). Inicialmente, a decomposição primária foi evidente como resultado da reação de desidratação até à temperatura de 148 °C. Na primeira fase de decomposição, de 148 °C a 426 °C, observou-se uma perda de peso significativa de

56,4%. Na segunda fase de decomposição, de 426 °C-580 °C, foi observada uma perda de peso de 9,4% e, na terceira fase de decomposição, de 580 °C-628 °C, foi evidente uma perda de peso de 14,66%. Em suma, a temperatura de decomposição inicial e a temperatura de decomposição final foram observadas a 148 °C e 628 °C, respetivamente, para a goma tragacanto. Do mesmo modo, para o hidrogel F5 Gt-cl-poly (AA), a temperatura de decomposição inicial e a temperatura de decomposição final foram observadas a 155 °C e 567 °C, respetivamente (Figura 4.3b). Devido à baixa estabilidade térmica, o hidrogel F5 ficou distorcido, produzindo alterações morfológicas significativas . Foi observado um pico exotérmico acentuado a 642 °C (85,5 µV) para a goma tragacantina. Em contraste, o Gt-cl-poly(AA) apresentou um pico exotérmico a 551 °C (132,3 µV).

Figura 4.3a. Termogramas DSC do F5 e da goma-tragacanto

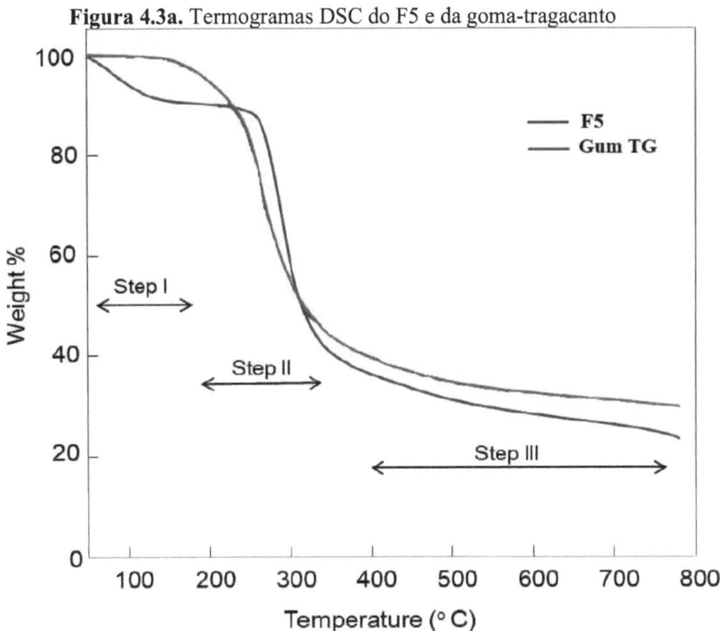

Figura 4.3b. Termogramas de TGA da F5 e da goma TG (goma-tragacanto)
Caracterização *in vitro*: Inchaço e análise de dependência de pH

Análise do inchaço

A análise do inchaço de todos os seis hidrogéis em termos de taxa de inchaço foi representada na figura 4.4 e demonstrou que o hidrogel F5 é a melhor forma optimizada do hidrogel. Com o tempo, verificou-se que o rácio de dilatação aumentou.

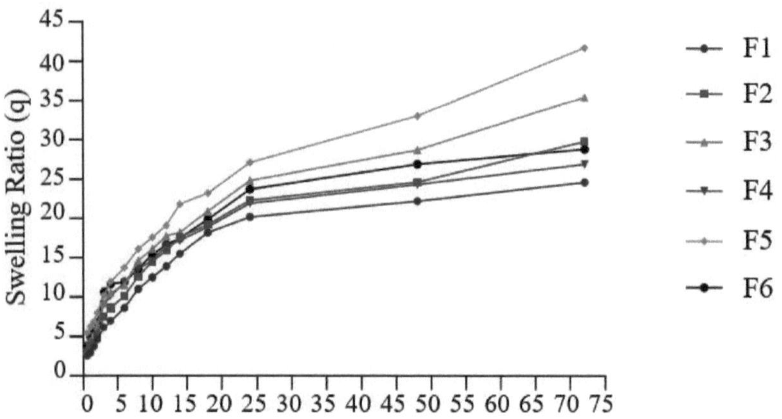

Tempo (hora)

Tempo (hora)	F1	F2	F3	F4	F5	F6
0.5	2.5	3.0	3.2	3.1	5.4	3.70
1.0	2.9	3.9	4.2	4.3	6.2	4.90
1.5	3.7	4.2	5.1	5.0	6.8	5.60
2.0	4.6	5.1	6.3	6.1	7.9	6.70
3.0	6.1	7.5	9.2	9.0	10.2	10.70
4.0	6.9	8.6	10.5	10.1	11.9	11.67
6.0	8.6	10.1	11.5	11.8	13.7	11.90
8.0	11.0	12.6	14.6	13.6	16.1	13.60
10.0	12.5	14.5	16.1	14.6	17.6	15.40
12.0	13.9	15.9	17.8	16.5	19.1	16.70
14.0	15.5	17.6	18.2	17.2	21.8	17.50
18.0	18.2	19.2	20.9	18.9	23.2	19.90
24.0	20.2	22.3	24.8	21.9	27.1	23.70
48.0	22.2	24.6	28.7	24.3	33.0	26.90
72.0	24.6	29.8	35.4	26.0	41.7	28.80

Figura 4.4. Rácio de dilatação (q) de seis hidrogéis

Efeito da temperatura na capacidade de inchamento

Os comportamentos de inchamento do F5 a diferentes temperaturas são mostrados na Figura 4.5. À medida que a temperatura aumentou de 20 para 40°C, o polímero inchou mais rapidamente e o rácio de inchamento de equilíbrio aumentou em conformidade. Isto deveu-se ao desemaranhamento das cadeias poliméricas interpenetradas e à destruição das ligações de hidrogénio entre as moléculas do polímero. A uma temperatura mais elevada, a mobilidade da cadeia aumentou, o que facilitou a expansão da rede. Esta reatividade à temperatura foi também atribuída à elevada porosidade do F5, uma vez que a maior quantidade de poros aumentaria a absorção de água durante a dilatação, em

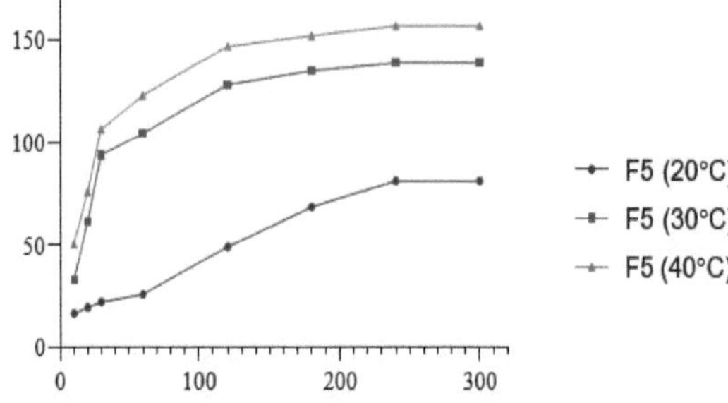

comparação com hidrogéis menos porosos.

Tempo (hora)

Tempo (hora)	F5 (20 C)	F5 (30 C)	F5 (40 C)
10.0	16.6	32.6	50.40
20.0	19.5	61.1	75.70
30.0	22.2	93.8	106.50
60.0	25.9	104.2	122.90
120.0	48.9	128.1	146.70
180.0	68.3	135.0	151.90
240.0	80.9	138.7	156.80
300.0	81.0	138.8	156.80

Figura 4.5. Efeito da temperatura no rácio de inchamento (q)

58

Efeito do pH na capacidade de inchamento

Na conceção de hidrogéis, o formulador deve ter em conta que o ambiente de pH natural varia com base no objetivo de utilização. O inchaço do F5 no pH de 1,2 a 7,4 foi variado. Uma vez que o F5 era composto por grupos ácidos que se podem dissociar ou protonar a um pH adequado do meio de intumescimento, o grau de intumescimento do F5 sofreu uma alteração apreciável com o pH externo. A Figura 4.6 mostra a absorção dinâmica de água da F5 nas soluções com pH de 1,2, 2,0, 3,0, 4,9, 6,2 e 7,4. A pH de 1,0, 2,0 e 3,0, observou-se uma ligeira capacidade de inchamento da F5 devido à protonação dos grupos carboxílicos. Numa condição muito ácida (pH $\leq$ 3,0), os grupos carboxílicos no poli (ácido metacrílico) foram convertidos na forma ácida protonada, o que resultou na diminuição da taxa de dilatação do F5. Quando o pH excedeu 4,9, alguns grupos carboxilato foram ionizados e a repulsão eletrostática entre os grupos carboxilato resultou num aumento da capacidade de inchamento. Além disso, a ionização também provocou um aumento da pressão osmótica iónica. Estes dois factores e a humidificação capilar dos poros abertos interligados da F5 foram, assim, responsáveis por um maior grau de inchamento no meio de pH de 4,9 a 7,4. Quando o pH atingiu 6,2, todos os grupos carboxílicos foram convertidos na forma de sal e foi obtido o inchamento máximo, o que explica comportamentos de inchamento semelhantes a pH de 6,2 e 7,4.

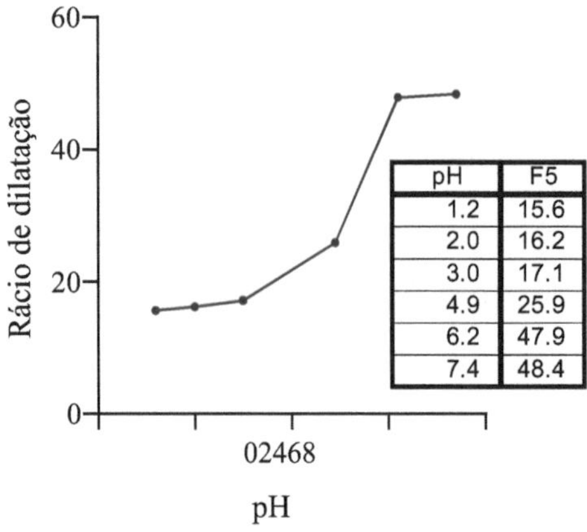

Figura 4.6. Efeito do pH na capacidade de inchamento em termos de rácio de inchamento (q)

Estudos de reversibilidade do inchaço: Comportamento responsivo ao pH/ pulsátil

A Figura 4.7 mostra a reversibilidade do inchaço dos polímeros entre as soluções com pH de 1,2 e pH de 7,4. O hidrogel F5 foi capaz de absorver e reabsorver rapidamente o meio de dilatação após a mudança de pH de condições ácidas para condições básicas e vice-versa. A estrutura dos polímeros com um grande número de poros ligados entre si para formar canais capilares foi favorável à fácil difusão do meio de dilatação na matriz polimérica, contribuindo assim para a sua rápida resposta à mudança de pH. O tempo de inchamento foi mais longo do que o de desinchamento dos hidrogéis e a taxa de inchamento do F5 numa solução externa básica foi mais lenta. Este facto pode dever-se à mobilidade restrita da cadeia do polímero, que foi ancorada em vários pontos através do emaranhamento molecular com a rede polimérica, uma vez que o comportamento rápido sensível ao pH dos hidrogéis se baseia nas cadeias laterais livremente móveis.

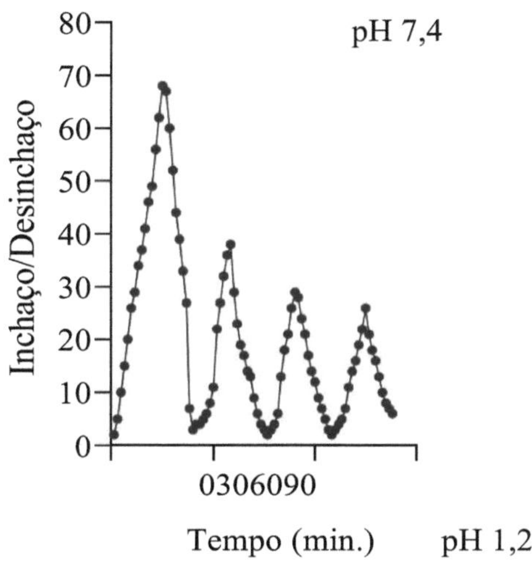

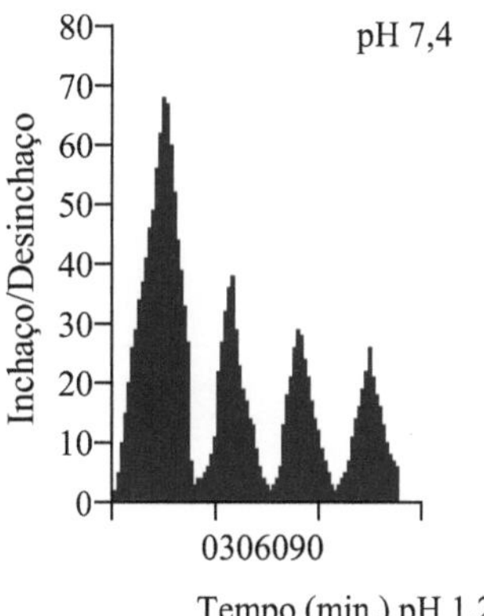

Figura 4.7. Estudos de reversibilidade de inchamento de F5 e comportamento pulsátil sensível ao pH

Simultaneamente, a ionização do -COOH provoca a formação de iões -COO-, o que leva à formação de uma camada hidratada. Esta camada hidratada enraíza instantes de iões contrários que levam o hidrogel a inchar. As porções secas do núcleo do hidrogel

61

desaparecem e a matriz polimérica demonstra um inchaço constante. O inchaço é mais acentuado devido ao afrouxamento da cadeia macromolecular. Quando o hidrogel completamente hidratado é mantido no meio de pH 1,2, os iões H+ presentes na solução externa difundem-se na matriz do hidrogel através de macroesporos cheios de água que ocorreram no hidrogel completamente hidratado. O desinchaço da matriz polimérica ocorre como resultado do dobramento das cadeias macromoleculares. Isto acontece em consequência da protonação (iões H+) do grupo -COO- para produzir

Grupos -COOH.

Efeito da concentração de solução salina normal (NaCl) na percentagem de edema a 37 °C

É evidente que as medidas de inchamento da F5 em solução salina normal diminuem com o aumento da concentração de sal no meio, como é evidente na figura 4.8. Foi observado um inchaço extremo a 1% de solução salina normal, que é de cerca de 195%. Este facto é atribuível à progressão da osmose inversa. O hidrogel demonstrou um padrão de encolhimento nas soluções hipertónicas (maior concentração).

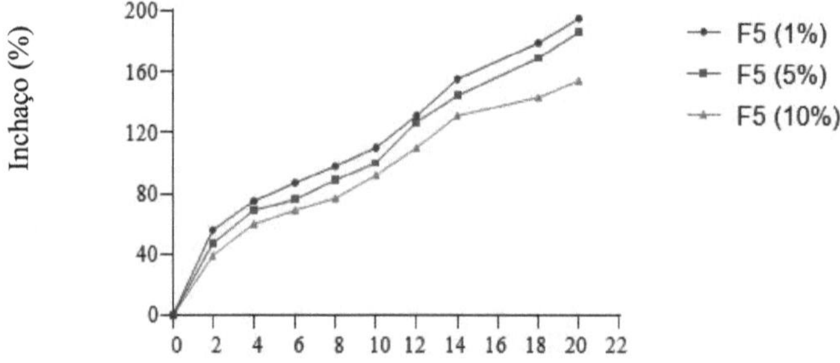

Tempo (min.)

Tempo (min)	F5 (1%)	F5 (5%)	F5 (10%)
0.0	0.0	0	0
2.0	56.0	47	39
4.0	75.0	69	60
6.0	87.0	76	69
8.0	98.0	89	77
10.0	110.0	100	92
12.0	131.0	127	110
14.0	155.0	144	131
18.0	179.0	169	143
20.0	195.0	186	154

Figura 4.8. Efeito da concentração de solução salina normal (NaCl) na percentagem de edema

Capítulo 6
C ONCLUSÕES

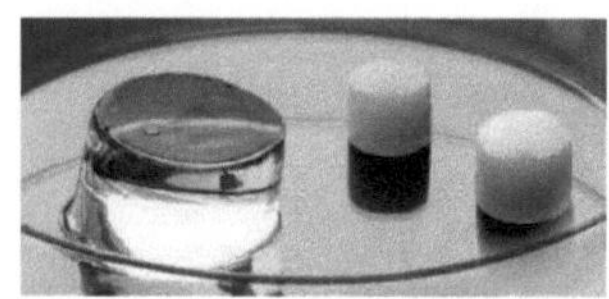

CONCLUSÕES

O conceito de formulação de copolímeros de enxerto compreendendo goma de tragacanto e ácido acrílico oferece uma abordagem adequada e funcional para obter um veículo terapêutico/não terapêutico duradouro. Os hidrogéis foram preparados com sucesso através da técnica de copolimerização de enxertos, utilizando diversas concentrações de polímeros, como a goma tragacanto, o monómero e o ácido acrílico, para produzir hidrogéis sensíveis à temperatura e ao pH, que podem ser utilizados sempre que necessário, como na agricultura, na administração de medicamentos, na engenharia de tecidos, etc. Seria mais rápido e mais rentável modificar as propriedades dominantes dos fármacos/agentes existentes do que desenvolver novas entidades; doravante, este hidrogel será um bónus para o campo atual de materiais ou formulações de polímeros melhorados.

O fabrico de goma de tragacanto por reticulação e formação de rede com ácido acrílico faz progredir o perfil funcional e a capacidade de utilização do polímero em numerosos domínios técnicos. Além disso, o produto obtido demonstrou ser resistente ao inchaço salino, o que poderia ser de grande importância para a descontaminação de águas portáteis, exclusivamente nas zonas costeiras. Verificou-se que o polímero candidato apresenta um comportamento pulsátil em ambientes ácidos e básicos, o que pode ter grandes implicações nos vários domínios.

Capítulo 7
R EFERÊNCIA

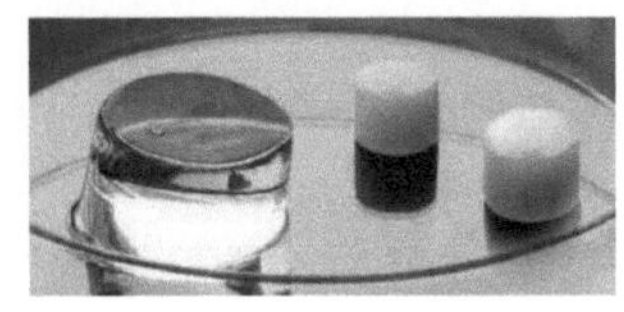

REFERÊNCIA

AHADIAN, S., RAMÓN-AZCÓN, J., ESTILI, M., LIANG, X., OSTROVIDOV, S., SHIKU, H., RAMALINGAM, M., NAKAJIMA, K., SAKKA, Y. & BAE, H. J. S. R. 2014.

Hidrogéis híbridos contendo nanotubos de carbono alinhados verticalmente com condutividade eléctrica anisotrópica para o fabrico de miofibras musculares. 4, 4271.

AHMED, E. M., AGGOR, F. S., AWAD, A. M. & EL-AREF, A. T. 2013. Um sistema inovador

método de preparação de hidróxidos de nanometal superabsorventes em hidrogel .

Carbohydrate Polymers, 91, 693-698.

ALI, A. & AHMED, S. 2018. Avanços recentes em hidrogéis baseados em polímeros comestíveis como uma alternativa sustentável aos polímeros convencionais. *J Agric Food Chem,* 66, 6940-6967.

ALI, S. W. & ZAIDI, S. R. 2005. Síntese de hidrogéis copoliméricos de acrilamida/acrilato de potássio misturados com poli(álcool vinílico): Efeito da reticulação e da quantidade de poli(álcool vinílico) no comportamento de inchamento. *Journal of Applied Polymer Science,* 98 1927-1931.

ATHAWALE, V. D. & LELE, V. J. S. S. 2001. Recent Trends in Hydrogels Based on Starchgraft-Acrylic Acid: A Review. 53, 7-13.

BAJPAI, A. K. & GIRI, A. 2002. Dinâmica de inchamento de uma rede hidrofílica macromolecular e avaliação do seu potencial para a libertação controlada de agroquímicos. *Reactive and functional Polymers,* 53, 125-141.

BATISTA, R. A., ESPITIA, P. J. P., QUINTANS, J. S. S., FREITAS, M. M., CERQUEIRA,

M., TEIXEIRA, J. A. & CARDOSO, J. C. 2019. Hidrogel como estrutura alternativa para sistemas de embalagem de alimentos. *Carbohydr Polym,* 205, 106-116.

BENITO-PEÑA, E., GONZÁLEZ-VALLEJO, V., RICO-YUSTE, A., BARBOSA-PEREIRA, L., CRUZ, J. M., BILBAO, A., ALVAREZ-LORENZO, C. & MORENO-BONDI, M. C. 2016. Hidrogéis impressos molecularmente como materiais de embalagem ativos funcionais. *Food Chem,* 190, 487-494.

BENNOUR, S. & LOUZRI, F. 2014. Estudo das Propriedades de Inchaço e Comportamento Térmico de Hidrogéis à Base de Poli(N,N-Dimetilacrilamida-*co*-Ácido Maleico). *Avanços em Química,* 2014, 147398.

BRANNON-PEPPAS, L. & HARLAND, R. S. 2012. *Absorbent polymer technology,* Elsevier.

BUCHHOLZ, F. L. & GRAHAM, A. T. 1998. *Tecnologia moderna de polímeros superabsorventes,*

605 Third Ave, Nova Iorque, NY 10016, EUA, John! Wiley Sons, Inc.

BUCHHOLZ, F. L. J. T. P. 1994. Avanços recentes em poliacrilatos superabsorventes. 2, 277-281.

BURKERT, S., SCHMIDT, T., GOHS, U., DORSCHNER, H., ARNDT, K.-F. J. R. P. & QUÍMICA 2007. Reticulação de filmes de poli (N-vinil pirrolidona) por irradiação de feixe de electrões. 76, 1324-1328.

BUWALDA, S. J., BOERE, K. W., DIJKSTRA, P. J., FEIJEN, J., VERMONDEN, T. & HENNINK, W. E. 2014. Hidrogéis em uma perspetiva histórica: de redes simples a materiais inteligentes. *J Control Release,* 190, 254-73.

CHA, R., HE, Z. & NI, Y. J. C. P. 2012. Preparação e caraterização de hidrogel térmico/pH-sensível a partir de celulose nanocristalina carboxilada. 88, 713-718.

CHANG, D., PARK, K. & FAMILI, A. 2019. Hidrogéis para entrega sustentada de produtos biológicos para

no fundo do olho. *Drug Discov Today,* 24, 1470-1482.

CHEN, J. & ZHAO, Y. 2000. Relação entre a absorção de água e as condições de reação na polimerização em solução aquosa de superabsorventes de poliacrilato. *Journal of Applied Polymer Science,* 75, 808-814.

DAYAL, U., MEHTA, S. K., CHOUDHARY, M. S. & JAIN, R. C. 1999. Síntese de superabsorventes acrílicos.

DIMATTEO, R., DARLING, N. J. & SEGURA, T. 2018. Formação in situ de hidrogéis injetáveis para entrega de medicamentos e reparo de feridas. *Adv Drug Deliv Rev,* 127, 167-184.

FERBER, S., BEHRENS, A. M., MCHUGH, K. J., ROSENBERG, E. M., LINEHAN, A. R., SUGARMAN, J. L., JAYAWARDENA, H. S. N., LANGER, R. & JAKLENEC, A. 2018. Embalagem de hidrogel de resfriamento evaporativo para armazenamento de produtos biológicos fora da cadeia de frio. *Adv Healthc Mater,* 7, e1800220.

HACKER, M. C. & NAWAZ, H. A. 2015. Macromers multifuncionais para o design de hidrogéis em engenharia biomédica e medicina regenerativa. *Revista internacional de ciências moleculares,* 16, 27677-27706.

HIGASHI, T., MOTOYAMA, K. & ARIMA, H. 2019. [Ciências farmacêuticas supramoleculares: Um novo conceito para as futuras ciências farmacêuticas]. *Yakugaku Zasshi,* 139, 175-183.

HOFFMAN, A. S. 2002. Hydrogels for biomedical applications (Hidrogéis para aplicações biomédicas). *Adv Drug Deliv Rev,* 54, 3-12.

HOFFMAN, A. S. J. A. D. D. R. 2012. Hidrogéis para aplicações biomédicas. 64, 18-23.

HU, W., WANG, Z., XIAO, Y., ZHANG, S. & WANG, J. 2019. Avanços nas estratégias de reticulação de hidrogéis biomédicos. *Biomater Sci,* 7, 843-855.

IIZAWA, T., TAKETA, H., MARUTA, M., ISHIDO, T., GOTOH, T. & SAKOHARA, S. 2007. Síntese de pérolas porosas de gel de poli (N-isopropilacrilamida) por polimerização por sedimentação e sua morfologia. *Jornal de ciência de polímeros aplicados,* 104, 842-850.

IRANI, M., ISMAIL, H., AHMAD, Z. & FAN, M. J. J. O. E. S. 2015. Síntese de compósito de hidrogel de polietileno de baixa densidade-g-poli (ácido acrílico)-co-amido/organo-montmorilonita como adsorvente para remoção de Pb (II) de soluções aquosas. 27, 9-20.

JO, H., YOON, M., GAJENDIRAN, M. & KIM, K. 2020. Estratégias recentes na fabricação de hidrogéis de gradiente para aplicações de engenharia de tecidos. *Macromol Biosci,* 20, e1900300.

JOVANOVIC, J. & ADNADJEVIC, B. 2007. Influência da estrutura do xerogel de poli (ácido acrílico) na cinética de inchaço em água destilada. *Polymer Bulletin,* 58, 243-252.

KALHAPURE, A., KUMAR, R., SINGH, V. P. & PANDEY, D. J. C. S. 2016. Hydrogels: a uma vantagem para o aumento da produtividade agrícola em ambientes com stress hídrico. 1773-1779.

KAMATA, H., LI, X., CHUNG, U. I. & SAKAI, T. 2015. Design de hidrogéis para aplicações biomédicas. *Adv Healthc Mater,* 4, 2360-74.

KARADAĞ, E., SARAYDIN, D., Ç A L D I R A N , Y. & GÜVEN, O. J. P. F. A. T. 2000. Estudos de inchamento de hidrogéis copoliméricos de acrilamida/ácido crónico como transportadores para utilizações agrícolas. 11, 59-68.

KAZANSKII, K. & DUBROVSKII, S. 1992. Química e física da "agricultura" hidrogéis. *Materiais cromatográficos de hidrogéis de polielectrólitos.* Springer.

KIATKAMJORNWONG, S. & PHUNCHAREON, P. 1999. Influência dos parâmetros de reação na absorção de água de poli(ácido acrílico-co-acrilamida) neutralizado sintetizado por polimerização em suspensão inversa. *Journal of Applied Polymer Science,* 72, 1349-1366.

KIMURA, Y. & TABATA, Y. 2007. Regeneração experimental de tecidos através da tecnologia DDS de moléculas de bio-sinalização. *Jornal de ciência dermatológica,* 47, 189-199.

KLEIN, M. & POVERENOV, E. 2020. Hidrogéis à base de biopolímeros naturais para uso em alimentos e agricultura. *J Sci Food Agric,* 100, 2337-2347.

KOPEČEK, J. & YANG, J. J. P. I. 2007. Hidrogéis como biomateriais inteligentes. 56, 1078-1098. KULICKE, W.-M. & NOTTELMANN, H. 1989. Estrutura e inchaço de alguns sintéticos,

hidrogéis semissintéticos e de biopolímeros. *Série Avanços em Química,* 223, 15-44.

LAU, H. K. & KIICK, K. L. 2015. Oportunidades para hidrogéis híbridos multicomponentes em aplicações biomédicas. *Biomacromolecules,* 16, 28-42.

LEE, C.-T., KUNG, P.-H. & LEE, Y.-D. J. C. P. 2005. Preparação de hidrogel de poli (álcool vinílico)-sulfato de condroitina como matrizes em engenharia de tecidos. 61, 348-354.

LEE, K. Y. & MOONEY, D. J. J. C. R. 2001. Hydrogels for tissue engineering. 101, 1869-1880.

LEE, W. F. & CHAING, W. H. 2004. Comportamento de inchamento e libertação de fármacos dos hidrogéis da rede de polímeros interpenetrantes de poli (AA-co-N-vinil pirrolidona)/quitosano. *Journal of Applied Polymer Science,* 91, 2135-2142.

LI, Y., HUANG, G., ZHANG, X., LI, B., CHEN, Y., LU, T., LU, T. J. & XU, F. J. A. F. M.

2013. Hidrogéis magnéticos e suas potenciais aplicações biomédicas. 23, 660-672.

LIANG, R., YUAN, H., XI, G. & ZHOU, Q. 2009. Síntese de palha de trigo-g-poli(acrílico ácido) compósitos superabsorventes e libertação de ureia a partir dos mesmos. *Polímero de hidratos de carbono,*

77, 181-187.

LIU, C., MCCLEMENTS, D. J., LI, M., XIONG, L. & SUN, Q. 2019. Desenvolvimento de Hidrogéis de Rede Dupla Auto-Curativos: Aumento da força dos hidrogéis de glúten de trigo por coordenação in situ de metal-catecol. *J Agric Food Chem,* 67, 6508-6516.

LOPEZ-SANCHEZ, P., SCHUSTER, E., WANG, D., GIDLEY, M. J. & STROM, A. 2015.

Difusão de macromoléculas em hidrogéis de celulose/hemicelulose auto-montados. *Soft Matter,* 11, 4002-10.

LU, H., ZHANG, N. & MA, M. 2019. Hidrogéis eletrocondutores para aplicações biomédicas. *Wiley Interdiscip Rev Nanomed Nanobiotechnol,* 11, e1568.

LUO, W., ZHANG, W., CHEN, P. & FANG, Y. 2005. Síntese e propriedades do nanosuperabsorvente de poli[acrilamida-co-(ácido acrílico)]/montmorilonite enxertado com amido através da técnica de irradiação de raios I^3. *Journal of Applied Polymer Science,* 96, 1341-1346.

MAHKAM, M., MOHAMMADI, R., SIADAT, S. O. R. & RANAEI-SIADAT, S. E. 2006. Síntese e avaliação de glicopolímeros sensíveis ao pH para sistemas de administração oral de fármacos. *e-Polymers,* 6.

MAOLIN, Z., JUN, L., MIN, Y. & HONGFEI, H. 2000. O comportamento de inchaço de redes de polímeros semi-interpenetrantes preparadas por radiação, compostas por polipropileno e polímeros hidrofílicos. *Radiation Physics Chemistry,*

58, 397-400.

MATHEW, A. P., UTHAMAN, S., CHO, K. H., CHO, C. S. & PARK, I. K. 2018. Injetável

hidrogéis para a libertação de moléculas bioterapêuticas. *Int J Biol Macromol,* 110, 17-29.

MORENO-GARRIDO, I. J. B. T. 2008. Imobilização de microalgas: técnicas actuais e

usa. 99, 3949-3964.

MUNDARGI, R. C., RANGASWAMY, V. & AMINABHAVI, T. M. 2011.

Micropartículas de hidrogel de poli(N-vinilcaprolactama-co-ácido metacrílico) para

administração oral de insulina. *J Microencapsul,* 28, 384-94.

NOROUZI, M., NAZARI, B. & MILLER, D. W. 2016. Sistemas de administração

de medicamentos injetáveis à base de hidrogel para a terapia local do cancro. *Drug*

Discov Today, 21, 1835-1849.

NUNES, C. S., RUFATO, K. B., SOUZA, P. R., DE ALMEIDA, E., DA SILVA,

M. J. V., SCARIOT, D. B., NAKAMURA, C. V., ROSA, F. A., MARTINS, A. F.

& MUNIZ,

E. C. 2017. Hidrogéis de quitosano/sulfato de condroitina preparados em líquido

iónico [Hmim][HSO(4)]. *Carbohydr Polym,* 170, 99-106.

PRASHAR, D. 2017. Síntese de Hidrogéis Superabsorventes de Goma

Tragacantina-Cl-Poli (Ácido Acrílico) com Sal, pH e Propriedades Elétricas

Responsivas. *Jornal do Reino Unido de Farmacêutica e Biociências,* 5, 06-13.

RAJU, M. P. & RAJU, K. M. 2001. Conceção e síntese de polímeros superabsorventes.

Journal of Applied Polymer Science, 80, 2635-2639.

REYNOLDS, W. S. & DMOCHOWSKI, R. R. J. U. C. 2012. Bulking uretral: uma

perspetiva urológica. 39, 279-287.

SADEGHI, M. 2011. Hidrogéis biodegradáveis à base de pectina com potenciais aplicações biomédicas como sistemas de entrega de medicamentos. *Jornal de*

Nanobiotecnologia de Biomateriais, 2, 36.

SELIKTAR, D. 2012. Projetando hidrogéis compatíveis com células para aplicações biomédicas.

Science, 336, 1124-8.

SHINTO, K., HOFFMANN, H., WATANABE, K., TESHIGAWARA, T. J. C. & SCIENCE,

P. 2012. Hidrogéis de diacilfosfatidilcolina. 290, 91-95.

SONG, B., LIANG, H., SUN, R., PENG, P., JIANG, Y. & SHE, D. 2020. Síntese de hidrogéis

à base de lignina/alginato de sódio e aplicação na agricultura. *Int J Biol Macromol,*

144, 219-230.

STEVENS, M. M., MAYER, M., ANDERSON, D. G., WEIBEL, D. B., WHITESIDES, G.

M. & LANGER, R. J. B. 2005. Padronização direta de células de mamíferos em

substratos porosos de engenharia de tecidos utilizando selos de agarose. 26, 7636-

7641.

SWARBRICK, H. A. J. C. & OPTOMETRY, E. 2006. Revisão e atualização da ortoqueratologia.

89, 124-143.

TABATA, Y. 2008. Terapia médica regenerativa do ponto de vista dos biomateriais.

Inflammation Regeneration, 28, 86-95.

TABATA, Y. 2009. Tecnologia de biomateriais para aplicações de engenharia de

tecidos. *Interface do Journal of the Royal Society,* 6, S311-S324.

TAKEDA, H. & TANIGUCHI, Y. 1985. Processo de produção de um polímero

altamente absorvível pela água. Google Patents.

TOMIC, S. L. J., MICIC, M. M., FILIPOVIC, J. M. & SULJOVRUJIC, E. H. 2007. Inchaço

e estudos termodinâmicos de hidrogéis copoliméricos de ácido metacrilato de 2-

hidroxietilitacónico sensíveis à temperatura preparados por radiação gama. Radiação. *Física e Química,* 76, 1390-1394.

TSAO, C. T., CHANG, C. H., LI, Y. D., WU, M. F., LIN, C. P., HAN, J. L., CHEN, S. H., HSIEH, K. H. J.J . O.   B. &POLYMERS   , C.   201 hidrogéis de quitosano/ácido dicarboxílico como materiais de penso para feridas. 26, 519-536.

TU, Y., CHEN, N., LI, C., LIU, H., ZHU, R., CHEN, S., XIAO, Q., LIU, J., RAMAKRISHNA, S. & HE, L. 2019. Avanços em hidrogéis biomédicos autocurativos injetáveis. *Ata Biomater,* 90, 1-20.

VAN TOMME, S. R., STORM, G. & HENNINK, W. E. 2008. Hidrogéis gelificantes in situ para aplicações farmacêuticas e biomédicas. *Int J Pharm,* 355, 1-18.

VAN TOMME, S. R., STORM, G. & HENNINK, W. E. 2008. Hidrogéis gelificantes in situ para aplicações farmacêuticas e biomédicas. *Int J Pharm,* 355, 1-18.

WANG, D., HU, Y., LIU, P. & LUO, D. 2017. Hidrogéis de DNA bio-responsivos: Para além da capacidade de resposta aos estímulos convencionais. *Acc Chem Res,* 50, 733-739.

WORTHINGTON, P., LANGHANS, S. & POCHAN, D. 2017. Hidrogéis de peptídeos β-hairpin para entrega de pacotes. *Adv Drug Deliv Rev,* 110-111, 127-136.

WU, S., WANG, W., YAN, K., DING, F., SHI, X., DENG, H. & DU, Y. 2018. Escrita eletroquímica em películas de polissacarídeos comestíveis para embalagens inteligentes de alimentos. *Carbohydr Polym,* 186, 236-242.

XU, C., DAI, G. & HONG, Y. 2019. Avanços recentes em hidrogéis elásticos e de alta resistência para impressão 3D em aplicações biomédicas. *Ata Biomater,* 95, 50-59.

XU, C. & KOPEČEK, J. J. P. B. 2007. Hidrogéis de auto-montagem. 58, 53-63.

YANG, L., CHU, J. S. & FIX, J. A. 2002. Administração de medicamentos específicos para o cólon: novas abordagens e avaliação in vitro/in vivo. *International journal of pharmaceutics,* 235, 1-15.

YANG, Y., ZHANG, S., YANG, J., BAI, C., TANG, S., YE, Q. & WANG, H. 2018. O revestimento de hidrogéis superabsorventes aumentou a degradação e diminuiu a formação de resíduos ligados de carbendazim no solo. *Sci Total Environ,* 630, 1133-1142.

YıLDıZ, B., IŞıK, B. & KıŞ, M. J. E. P. J. 2002. Síntese e caraterização de hidrogéis de isopropilacrilamida-acrilamida termoresponsivos. 38, 1343-1347.

ZHANG, J. & WANG, A. 2007. Estudo de compósitos superabsorventes. IX: Síntese, caraterização e comportamento de inchamento de compósitos de poliacrilamida/argila baseados em várias argilas. *Reactive and functional Polymers,* 67, 737-745.

ZHAO, W., JIN, X., CONG, Y., LIU, Y., FU, J. J. J. O. C. T. & BIOTECHNOLOGY 2013. Hidrogéis de polímeros naturais degradáveis para a engenharia de tecidos da cartilagem. 88, 327-339.

ZHAO, Y., SU, H. & TIANWEI, L. 2005. Hidrogéis superabsorventes de poli(ácido aspártico) com propriedades de resposta a sal-temperatura e pH. *Polymer,* 46, 5368-5376.

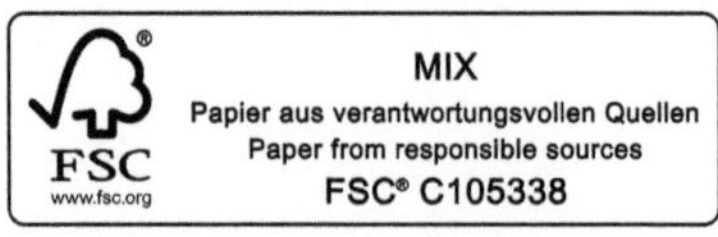

Printed by Books on Demand GmbH, Norderstedt / Germany